Diabetiker-Kochbuch für Anfänger:

Ausgewogene, zucker- und kohlenhydratarme Rezepte zur Behandlung von Prä-Diabetes und Typ-2-Diabetes

Leandra Drachenfels

Inhaltsübersicht

Einführung

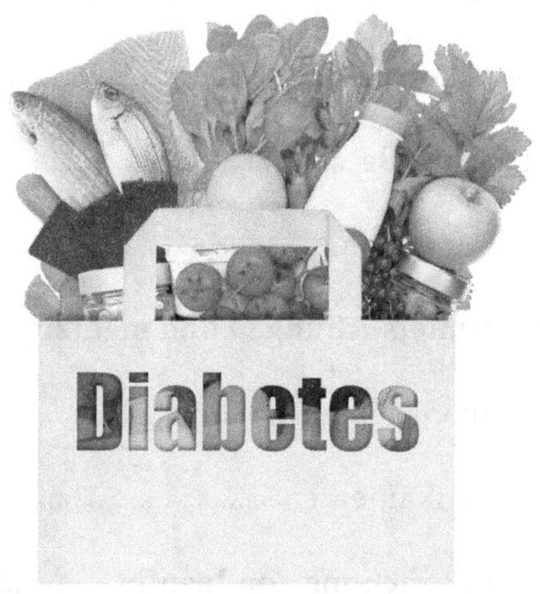

In der Hektik des modernen Lebens tritt unsere körperliche Gesundheit oft in den Hintergrund. Zeitmangel, familiäre Verpflichtungen und das scheinbar endlose Jonglieren mit alltäglichen Aufgaben ziehen uns wie ein Sog in ihren Bann. Während wir uns Gedanken darüber machen, was wir mit unserem Körper tun sollen, nimmt er stillschweigend den Schaden auf sich, der für manche die Form von Diabetes annimmt.

Versetzen Sie sich in folgende Situation: Sie stehen mitten in einem belebten Café, wo der Duft von frisch gebrühtem Kaffee in der Luft liegt. Es gibt viele verlockende Leckereien zur Auswahl, und sie werden mit jedem weiteren Artikel besser. Doch beim Gedanken an die vielen Möglichkeiten wird Ihnen ganz mulmig zumute. Wenn Sie zusätzlich zu den Kohlenhydraten und dem Zucker auch noch die möglichen Auswirkungen auf Ihren Blutzuckerspiegel bedenken, rast Ihr Verstand. Wenn man sich auch nur die kleinsten Freuden gönnt, stehen Menschen mit Diabetes vor einem schwierigen mentalen Minenfeld.

Für die Millionen von Menschen, die täglich mit ihrem Diabetes zurechtkommen müssen, ist dies nur ein weiterer Schritt in dem komplizierten Tanz, der das Leben ist. Es ist eine Reise, die ständige Wachsamkeit, sorgfältiges Lesen von Lebensmitteletiketten und die ständige Suche nach köstlichen, diabetikerfreundlichen Mahlzeiten erfordert. "Was kann ich essen?" ist nur eine der vielen Fragen, die sich auf dieser Reise stellen können. Meine

Herausforderung ist es, den goldenen Mittelweg zwischen Köstlichkeit und Gesundheit zu finden. Bin ich in der Lage, Essen zu genießen, ohne meine Gesundheit zu gefährden?

Hier finden Sie das "Diabetiker-Kochbuch", eine Sammlung von Rezepten, die speziell auf Ihre Bedürfnisse zugeschnitten sind. Sie haben die richtige Stelle gefunden, wenn Sie die Themen leise zur Kenntnis nehmen oder zustimmend nicken. Dies ist mehr als nur ein Kochbuch; es ist ein Freund auf Ihrer Suche, Ihre Leidenschaft für das Essen wieder zu entfachen, ohne Ihre Gesundheit zu opfern.

Sich der Schwierigkeiten bewusst zu sein, die mit einer Diabetes-Diagnose einhergehen, ist der erste Schritt zur Überwindung der Krankheit. Es sind Gefühle, die wir alle nur zu gut kennen, vor allem die Angst vor dem Unbekannten, das Ärgernis der Ernährungseinschränkungen und die Sorge beim Lebensmitteleinkauf. Für diejenigen, die angesichts der unüberwindbaren Hindernisse des Diabetes ums Überleben kämpfen, ist es mehr als nur ein Rezept.

Aus welchem Grund sollten Sie einen Teil Ihrer kostbaren Zeit opfern, um diese Seiten zu lesen? Der Grund ist, dass Sie hier auf andere Dinge als Rezepte stoßen könnten. Sie werden in eine Welt entführt, in der köstliche und diabetikerfreundliche Gerichte nebeneinander bestehen. Ihre kulinarischen Abenteuer werden Sie auf eine Gourmet-Tour führen, die die verschiedenen Geschmacksrichtungen der Welt zelebriert, so dass Sie sich nie wieder mit langweiligen und langweiligen Mahlzeiten zufrieden geben müssen.

Dieses Kochbuch ist nicht nur deshalb so schön, weil es den Leserinnen und Lesern mehr Kontrolle über ihre kulinarischen Erfahrungen bietet, sondern auch, weil es schmackhafte Gerichte enthält, die sorgfältig ausgewählt worden sind. Stellen Sie sich vor, dass Sie mit vollem Selbstvertrauen in jede Küche gehen und wissen, dass Sie alle notwendigen Fähigkeiten besitzen, um köstliche Speisen zu kreieren, die den Körper nähren und gleichzeitig die Geschmacksnerven erfreuen. Jetzt, wo Sie für eine kulinarische Symphonie verantwortlich sind, die auf Ihre individuellen Ernährungsbedürfnisse zugeschnitten ist, werden Sie sich nie wieder als Außenseiter fühlen.

Beim Durchblättern des Buches werden Sie eine Fülle von Informationen finden, die nicht nur für die Küche bestimmt sind. Von den Feinheiten der Lebensmitteletiketten bis zum souveränen Umgang mit sozialen Situationen deckt dieses Buch alles ab, was Menschen mit Diabetes brauchen. Es geht um mehr als nur die Aufrechterhaltung eines gesunden

Blutzuckerspiegels; es geht darum, Ihr Leben zurückzuerobern und das Beste aus jedem Moment zu machen.

An dieser Stelle werden Sie sich vielleicht fragen, wer um alles in der Welt ich bin, um Ihr Ratgeber zu sein. Ich bin nicht hier, um mit meinen Erfolgen zu prahlen oder Ihnen Komplimente zu machen. Das Einzige, was ich bin, ist ein Diabetiker-Kollege, der alle Höhen und Tiefen, Ängste und Zweifel durchlebt hat und schließlich über all das triumphiert hat, um genau zu verstehen, was es braucht, um trotz der Krankheit einen gesunden Lebensstil zu führen.

Ich möchte Sie nicht belehren, sondern nur mitteilen, was ich in Gesprächen mit Experten gelernt habe, was ich selbst erlebt habe und was ich aus der kollektiven Weisheit einer Gemeinschaft gelernt habe, die diese Reise bereits hinter sich hat. Mit vereinten Kräften werden wir uns auf ein transformatives Abenteuer einlassen, das unser Leben umgestalten und Diabetes in einen Katalysator für eine reichere, lebendigere Existenz verwandeln wird.

Seien Sie also versichert, liebe Leserin, lieber Leser, dass Sie nicht allein sind, wenn Sie mit Essensbeschränkungen oder der Enttäuschung über uninspirierte Mahlzeiten zu kämpfen haben. Dies ist nicht irgendein Kochbuch, sondern eines, bei dem Sie ausrufen werden: "Das ist das richtige Buch für mich!" Es ist eine Einladung zu einer kulinarischen Revolution und ein Ratgeber in einem. Ihre Ankunft in einer Welt, in der Essen sowohl ein Bedürfnis als auch ein Anlass zur Freude ist, erfüllt mich mit Freude. Eine neue Wertschätzung für jeden Bissen Essen und das "Diabetiker-Kochbuch" warten hier auf Sie.

Diabetes verstehen

Der Stoffwechsel und die Lebensgewohnheiten eines Menschen wirken auf komplexe Weise zusammen und führen zur Entstehung von Diabetes, einer chronischen Krankheit, von der weltweit Millionen von Menschen betroffen sind und die ihre Lebensqualität stark beeinträchtigt. Dieser Artikel befasst sich mit den Feinheiten von Diabetes, einschließlich der verschiedenen Varianten der Krankheit, den Ursachen und Risikofaktoren, den Symptomen, die sich zeigen, wenn man sie am wenigsten erwartet, der Diagnose und vor allem der Schwierigkeit, sie zu behandeln.

Arten von Diabetes

Diabetes lässt sich eher als ein Spektrum von Krankheiten beschreiben, die alle unterschiedliche Merkmale aufweisen. Diabetes ist eine komplexe Krankheit, die viele verschiedene Arten von Gesundheitsproblemen umfasst. Typ 1 und 2 sind die häufigsten Formen von Diabetes, aber es gibt auch andere, weniger häufige Formen, wie z. B. den Schwangerschaftsdiabetes.

Diabetes Typ 1, eine Autoimmunerkrankung, wird häufig im Kindes- und Jugendalter diagnostiziert. Hyperglykämie tritt auf, wenn das körpereigene Immunsystem die Betazellen der Bauchspeicheldrüse schädigt, die Insulin produzieren, wodurch der Blutzuckerspiegel ansteigt. Dies führt direkt dazu, dass Menschen mit Typ-1-Diabetes insulinabhängig sind, d. h. sie müssen sich exogenes Insulin spritzen, um ihren Blutzuckerspiegel normal zu halten.

Typ-2-Diabetes ist die am weitesten verbreitete Form der Krankheit und tritt oft erst im Erwachsenenalter auf. Die Unfähigkeit des Körpers, Insulin richtig zu verwerten, ist die Hauptursache dieser Erkrankung. Um dieser Resistenz entgegenzuwirken, produziert die Bauchspeicheldrüse zunächst einen Überschuss an Insulin. Nach einiger Zeit ist die Bauchspeicheldrüse jedoch nicht mehr in der Lage, einen angemessenen Blutzuckerspiegel aufrechtzuerhalten. Mehrere Lebensstilfaktoren wie ungesunde Essgewohnheiten, Bewegungsmangel und unangemessenes Verhalten haben neben der Genetik einen großen Einfluss auf das Auftreten von Typ-2-Diabetes.

Diabetes mellitus, auch bekannt als Schwangerschaftsdiabetes, ist eine Erkrankung, die bei einigen schwangeren Frauen auftritt, bei anderen jedoch nicht. Es handelt sich um eine vorübergehende Erkrankung, die bei einigen werdenden Müttern auftreten kann. Sie erhöht das Risiko, in späteren Jahren an Typ-2-Diabetes zu erkranken, erheblich, auch wenn sie nach der Entbindung normalerweise wieder verschwindet.

Ursachen und Risikofaktoren

Sowohl die erbliche Veranlagung als auch Umweltfaktoren tragen zum Ausbruch von Diabetes bei. Die Kombination dieser beiden Kategorien von Risikofaktoren führt zu Diabetes. Eine gründliche Kenntnis der Ursachen des Problems ist entscheidend für die Entwicklung wirksamer Präventionsmaßnahmen.

Ein naher Verwandter, der an Diabetes erkrankt ist, erhöht das Risiko einer Person, an der Krankheit zu erkranken, erheblich. Ein höheres Risiko, an Diabetes zu erkranken, haben diejenigen, bei deren nahen Verwandten die Krankheit bereits diagnostiziert wurde. Die Wahrscheinlichkeit, an Diabetes zu erkranken, wird auch durch einige genetische Faktoren erhöht.

Elemente der natürlichen Welt: Die Lebensweise eines Menschen erhöht die Wahrscheinlichkeit, an Diabetes zu erkranken, erheblich. Eine sitzende Lebensweise und eine Ernährung, die viel verarbeiteten Zucker und schlechte Fette enthält, erhöhen das Risiko, an Typ-2-Diabetes zu erkranken. Es gibt immer mehr Beweise dafür, dass Umweltvariablen, wie z. B. die Belastung durch Chemikalien, eine Rolle bei der Entstehung von Diabetes spielen.

Adipositas: Übergewicht gilt als einer der Hauptfaktoren für die Entwicklung von Typ-2-Diabetes. Ein gesundes Gewicht ist für die Diabetesprävention und -behandlung von entscheidender Bedeutung, da die Insulinresistenz mit überschüssigem Fettgewebe, insbesondere im Bauchbereich, zusammenhängt.

Symptome und Diagnose

Um die Behandlung von Diabetes frühzeitig einzuleiten, ist es notwendig, die Anzeichen der Krankheit zu erkennen. Zu den Diabetes-Symptomen gehören vermehrter Durst, eine erhöhte Häufigkeit des Urinierens, unerklärlicher Gewichtsverlust und anhaltende Müdigkeit. Typ-1- und Typ-2-Diabetes können sich auf unterschiedliche Weise äußern.

Anzeichen von juvenilem Diabetes mellitus Bei Menschen mit Typ-1-Diabetes kommt es häufig zu einem plötzlichen Auftreten schwerer Symptome. Plötzlicher Appetitanstieg, vermehrtes Wasserlassen, schneller Gewichtsverlust und starker Durst sind mögliche Anzeichen. Häufige Nebenwirkungen können Reizbarkeit und Müdigkeit sein.

Hier sind einige Anzeichen für Typ-2-Diabetes: Die ersten Symptome des Typ-2-Diabetes können zunächst langsam und unauffällig auftreten. Beeinträchtigtes Sehvermögen, erhöhter Durst, Müdigkeit und häufiges Wasserlassen sind häufige Symptome. Es ist wichtig, Routineuntersuchungen durchzuführen, da viele Menschen lange Zeit ohne Symptome leben können.

Diagnoseverfahren Um Diabetes zu diagnostizieren, ist eine Kombination aus Bluttests und körperlicher Untersuchung erforderlich. Die Untersuchung des Blutzuckerspiegels im Nüchternzustand, die orale Glukosetoleranz und der Hämoglobin-A1c-Wert liefern wertvolle Erkenntnisse über die Entwicklung des Blutzuckerspiegels im Laufe der Zeit. Experten auf diesem Gebiet berücksichtigen auch die Symptome des Patienten, seine Krankengeschichte und Risikofaktoren, bevor sie eine Diagnose stellen.

Die Bedeutung des Diabetesmanagements

Eine unzureichend eingestellte Diabeteserkrankung kann zu schwerwiegenden Komplikationen führen, die fast alle Organsysteme betreffen. Herz-Kreislauf-Probleme, Neuropathie, Nephropathie und eine erhöhte Anfälligkeit für Infektionen sind nur einige der vielen Möglichkeiten, die Gesundheit zu beeinträchtigen. Um die Auswirkungen dieser Risiken zu verringern und ein sinnvolles Leben zu führen, ist es unerlässlich, Diabetes angemessen zu behandeln; alles andere ist keine Option.

Das Risiko von Herz-Kreislauf-Erkrankungen ist bei Diabetikern, die ohnehin schon ein hohes Risiko haben, stark erhöht. Die Vorbeugung von Herzproblemen erfordert die Einnahme von Medikamenten, eine Änderung des Lebensstils und regelmäßige Kontrolluntersuchungen. Bluthochdruck, Dyslipidämie und Diabetes sind einige der Folgen.

Nervenschäden und Nierenerkrankungen: Nervenschäden (Neuropathie) und Nierenschäden können die Folge einer langfristigen Exposition gegenüber hohen Blutzuckerwerten sein (auch als Nephropathie bezeichnet). Um diese Probleme in den Griff zu bekommen und zu vermeiden, ist es wichtig, den Lebensstil anzupassen und die empfohlenen Medikamente regelmäßig zu kontrollieren und einzunehmen.

Vermeidung von Kontaminationen Menschen mit Diabetes sind aufgrund ihres geschwächten Immunsystems einem erhöhten Infektionsrisiko ausgesetzt. Eine ordnungsgemäße Wundpflege, regelmäßige Impfungen und eine sorgfältige Patientenüberwachung können dazu beitragen, das Infektionsrisiko zu verringern.

Lebensstandard: Ein guter Umgang mit Diabetes wirkt sich nicht nur auf die physiologischen Aspekte des Körpers aus, sondern verbessert auch die allgemeine Gesundheit. Wenn Menschen mit Diabetes einen gesunden Lebensstil bevorzugen, ihre Medikamente wie vorgeschrieben einnehmen und häufig zum Arzt gehen, können sie trotz ihrer Erkrankung ein aktives und erfülltes Leben führen.

Das Erkennen des vielschichtigen Charakters von Diabetes ist eine Voraussetzung für die Entwicklung eines wirksamen Behandlungsplans. Das Wissen über die verschiedenen Arten von Diabetes, die Ursachen und Risikofaktoren, das Erkennen der Symptome und die Bedeutung einer raschen Diagnose kann dem Einzelnen helfen, vorbeugende Maßnahmen zu ergreifen, um ein Leben ohne die durch Diabeteskomplikationen verursachten Einschränkungen zu führen. Der richtige Umgang mit Diabetes ist aus mehreren Gründen von entscheidender Bedeutung, u. a. weil er eine medizinische Notwendigkeit darstellt und einen Weg zu einem Leben voller Vitalität, Gesundheit und Belastbarkeit eröffnet.

Ernährungswissenschaftliche Grundlagen für Diabetiker

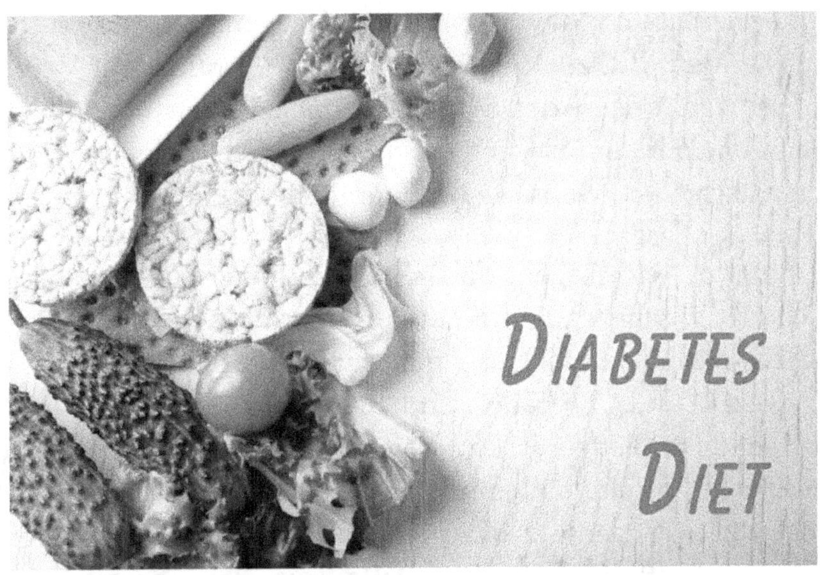

Der komplizierte Tanz der Diabeteskontrolle ist nicht vollständig ohne die Ernährung, die eine zentrale Rolle bei der Regulierung des Blutzuckerspiegels und der allgemeinen Gesundheit spielt. Ein diabetesfreundlicher Lebensstil basiert auf einer gesunden Ernährung, die in diesem Kapitel untersucht wird. Die Entschlüsselung der auf Lebensmitteletiketten verwendeten Terminologie, das Verständnis der Bedeutung von Portionsgrößen und der Planung von Mahlzeiten sowie die komplexen Wechselwirkungen zwischen Kohlenhydraten, Proteinen und Fetten sind einige der behandelten Themen. Auch der glykämische Index und die glykämische Last werden erklärt.

Kohlenhydrate, Proteine und Fette

Bei der Ernährung bei Diabetes geht es vor allem um die Rolle der Kohlenhydrate. Die Ernährung besteht hauptsächlich aus Kohlenhydraten. Im Gegensatz zu der veralteten Vorstellung, dass Kohlenhydrate um jeden Preis vermieden werden sollten, ist es wichtig zu verstehen, dass nicht alle Kohlenhydrate gleich sind. Gemüse, Hülsenfrüchte und Vollkornprodukte sind hervorragende Quellen für komplexe Kohlenhydrate, die für eine gesunde Ernährung notwendig sind. Ihre langsame, aber gleichmäßige Freisetzung von Glukose verhindert, dass der Blutzuckerspiegel gefährlich hoch ansteigt. Im Gegensatz dazu sind verarbeiteter Zucker und raffiniertes Getreide reich an einfachen

Kohlenhydraten, die aufgrund ihres schnellen Einflusses auf den Blutzuckerspiegel mit Vorsicht genossen werden sollten.

Proteine: Um den Blutzuckerspiegel stabil zu halten, sind Proteine entscheidend. Diabetiker können erheblich davon profitieren, wenn sie sie in ihre Ernährung aufnehmen, da sie den Blutzuckerspiegel kaum beeinflussen. Vermeiden Sie die unangenehmen Schwankungen des Blutzuckerspiegels, die mit kohlenhydratreichen Mahlzeiten einhergehen, indem Sie sich für magere Proteinquellen wie Geflügel, Fisch, Tofu und Linsen entscheiden, wenn Sie Ihr Energieniveau konstant halten wollen.

Um die Vorstellung zu widerlegen, dass man die Fettzufuhr drastisch einschränken sollte, ist es wichtig, zwischen guten Fetten und schädlichen Fetten zu unterscheiden. Eine Ernährung, die reich an einfach und mehrfach ungesättigten Fetten ist, wie sie z. B. in Mandeln, Olivenöl und Avocados enthalten sind, kann helfen, Diabetes unter Kontrolle zu halten. Diese Fette verbessern nicht nur die kardiovaskuläre Gesundheit, sondern sorgen auch für ein längeres Sättigungsgefühl, was die Regulierung des Gewichts erleichtert. Im Gegensatz dazu sind frittierte und verarbeitete Speisen eine häufige Quelle für gesättigte und Transfette, die bei übermäßigem Verzehr zu Insulinresistenz und Herzerkrankungen führen können.

Glykämischer Index und glykämische Last

Bei dem Versuch, sich einen Überblick über die vielen Lebensmittelalternativen zu verschaffen, können der glykämische Index (GI) und die glykämische Last (GL) nützliche Hilfsmittel sein. Die Kenntnis dieser Konzepte ermöglicht es Diabetikern, fundierte Entscheidungen über die Auswirkungen einzelner Mahlzeiten auf ihren Blutzuckerspiegel zu treffen.

Kohlenhydrate werden hinsichtlich ihrer Fähigkeit, den Blutzuckerspiegel zu erhöhen, auf einer numerischen Skala, dem so genannten glykämischen Index (GI), eingestuft. Der Blutzuckerspiegel steigt nach dem Verzehr von Lebensmitteln mit einem hohen glykämischen Index (GI) schnell an, während er nach dem Verzehr von Lebensmitteln mit einem niedrigen GI langsamer ansteigt. Diabetiker sollten stärkearmes Gemüse, Vollkornprodukte und Hülsenfrüchte verzehren, da diese Lebensmittel einen niedrigen glykämischen Index (GI) haben, der dazu beiträgt, den Blutzuckerspiegel konstant zu halten.

Im Gegensatz zum glykämischen Index (GI), der die Auswirkungen einzelner Lebensmittel bewertet, berücksichtigt die glykämische Last (GL) sowohl die Art als auch die Menge der aufgenommenen Kohlenhydrate. Sie bietet ein umfassenderes Bild davon, wie verschiedene Lebensmittel den Blutzuckerspiegel beeinflussen. Wassermelone beispielsweise hat trotz ihres hohen glykämischen Index eine niedrige GL, da nur eine Portion eine sehr geringe Menge an Kohlenhydraten enthält. Der hohe Wassergehalt der Frucht ist der Grund dafür.

Portionskontrolle und Zeitplanung der Mahlzeiten

Minimierung des Lebensmittelkonsums Menschen mit Diabetes können sich mehr als die meisten anderen auf das alte Sprichwort "alles in Maßen" beziehen. Die Kontrolle der Portionen ist eine Schlüsselkomponente zur Senkung der Blutzuckerspitzen. Methoden wie das Berechnen von Portionen, die Verwendung von Standardgerichten und das Widerstehen des Drangs, zu viel zu essen, können eine achtsame Ernährung fördern. Der Verzehr der richtigen Menge an Kohlenhydraten, Proteinen und Fetten kann einen ausgleichenden Einfluss auf den Blutzuckerspiegel haben.

Das Timing der Mahlzeiten ist aufgrund der Regelmäßigkeit der Mahlzeiten ein wichtiger Bestandteil des Diabetesmanagements. Regelmäßige Mahlzeiten helfen nicht nur bei der Blutzuckereinstellung, sondern geben dem Körper auch ein Gefühl von Routine. Durch kleinere, häufigere Mahlzeiten und gesunde Zwischenmahlzeiten können Menschen mit Diabetes ihren Blutzuckerspiegel über den Tag hinweg stabil halten. Wie der Körper mit dem Blutzucker umgeht, kann auch davon abhängen, wann man Kohlenhydrate isst und wann man trainiert. Dies unterstreicht, wie wichtig es ist, die Mahlzeiten mit anderen täglichen Aktivitäten wie Sport zu kombinieren.

Lebensmitteletiketten lesen

Die Angaben auf den Lebensmitteletiketten zu entziffern, ist für viele Menschen wie das Entschlüsseln eines Codes. Dennoch ist es wichtig, dies zu lernen, um evidenzbasierte Ernährungsentscheidungen treffen zu können. Einige wichtige Punkte, die es zu beachten gilt, sind die folgenden:

Menge pro Portion: Sie können verhindern, dass Sie versehentlich zusätzliche Kohlenhydrate und andere Nährstoffe zu sich nehmen, wenn Sie genau auf die Portionsgröße achten. Denken Sie daran, dass die Menge, die Sie essen möchten, von der auf der Packung angegebenen Portionsgröße abweichen kann.

Vollständige Kohlenhydrate: Zucker und Ballaststoffe sind nur zwei Beispiele für die vielen Arten von Kohlenhydraten, die in diesem Abschnitt behandelt werden. Achten Sie genau auf die Aufschlüsselung, um festzustellen, woher die Kohlenhydrate stammen, und wählen Sie ganze, unverarbeitete Lebensmittel.

Ballaststoffe: Diabetiker haben Ballaststoffe auf ihrer Seite, da sie bei der Blutzuckerkontrolle helfen. Entscheiden Sie sich für ballaststoffreiche Mahlzeiten wie ungekochtes Obst und Gemüse und Vollkornprodukte.

Zucker: Es stimmt zwar, dass einige Zuckerarten nicht schlecht für Sie sind, aber es ist wichtig, zwischen natürlich vorkommenden Zuckern in Lebensmitteln und solchen, die ihnen zugesetzt werden, zu unterscheiden. Der Blutzuckerspiegel lässt sich besser kontrollieren, wenn der Konsum von zugesetztem Zucker reduziert wird.

Im Folgenden finden Sie eine Liste von Bestandteilen, die zur Bestimmung der Zusammensetzung eines Produkts herangezogen werden können. Achten Sie auf Produkte, die nur wenig verarbeitet wurden, klar erkennbare Bestandteile haben und nicht zu viele Zusatzstoffe enthalten.

Das Erlernen der Grundlagen einer Diabetes-Diät ist wie der Erwerb eines mächtigen Werkzeugkastens für die eigene Gesundheit und das eigene Wohlbefinden; beides ist für Menschen mit Diabetes entscheidend. Die Kenntnis des glykämischen Indexes und der glykämischen Last, die bewusste Planung von Mahlzeiten und der Umgang mit Portionen, das sichere Lesen von Lebensmitteletiketten und das Wissen um die heikle Interaktion von Kohlenhydraten, Proteinen und Fetten können Menschen mit Diabetes helfen, sich in der kulinarischen Landschaft sicher zu bewegen. Dieses Kapitel ist mehr als nur ein Leitfaden; es ist eine Einladung, die Kraft der eigenen Nahrung wiederzuentdecken und sich auf den Weg zu einem gesünderen, glücklicheren und lebendigeren Leben zu machen.

Ein ausgewogener Diabetikerteller

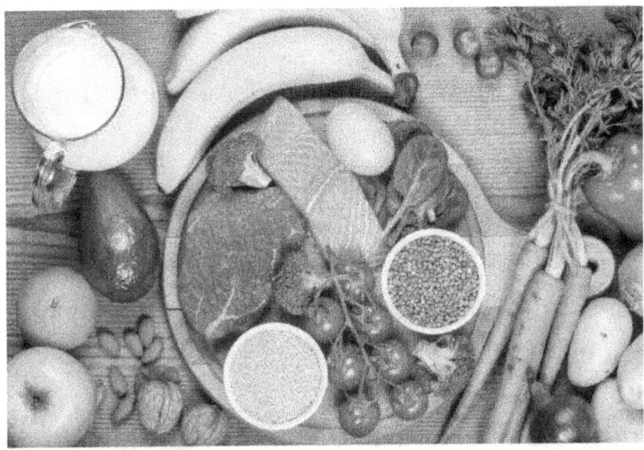

Die Fähigkeit, ausgewogene, gesunde Mahlzeiten zuzubereiten, ist ebenso wichtig wie das Wissen, welche Lebensmittel in den Behandlungsplan für Diabetes aufgenommen werden sollten. Dieses Kapitel befasst sich mit der Plate-Methode als Rahmenwerk, geht auf die Feinheiten der Mahlzeitenplanung ein und erkundet das Gebiet der intelligenten Zwischenmahlzeiten, um einen ganzheitlichen Ansatz für die Ernährung des Körpers bei gleichzeitiger Kontrolle des Blutzuckerspiegels zu bieten.

Die Plattenmethode

Diabetiker können von der Tellermethode profitieren, einer visuellen Hilfe für die Essensplanung, die die Zusammenstellung eines Tellers mit einer ausgewogenen Auswahl an Mahlzeiten erleichtert. Anhand dieser Methode können Sie Ihre Portionsgrößen leicht verwalten und die Nährstoffe auf Ihre Ernährung verteilen.

Seine Mechanismen: Stellen Sie sich vor, dass Sie Ihre Mahlzeit in drei gleiche Teile aufteilen: die Hälfte besteht aus stärkefreiem Gemüse, ein Viertel aus magerem Fleisch und der dritte Teil aus Kohlenhydraten. Um den Blutzuckerspiegel stabil zu halten, ist es sinnvoll, Mahlzeiten zu planen, die sowohl ausgewogen als auch optisch ansprechend sind.

Vermeiden von Stärke in Gemüse: Kohlenhydratfreies Gemüse sollte bei jeder Mahlzeit den Hauptteil ausmachen. Diese Gemüsesorten können nicht nur jedem Gericht einen Farbtupfer und eine besondere Textur verleihen, sondern sie liefern auch viele wichtige Vitamine, Mineralien und Ballaststoffe. Denken Sie an Paprika, Brokkoli und

Blumenkohl, die alle zu den Kreuzblütlern gehören. Diese Gemüsesorten sind ein Muss für die gesunde Ernährung von Diabetikern, da sie den Blutzuckerspiegel kaum beeinflussen.

Fettfreie Proteine Fettarme Proteine, die Bausteine der Muskeln und ein wichtiger Bestandteil des Sättigungsgefühls sind, nehmen den nächsten Quadranten ein. Verschiedene Optionen wie Huhn, Truthahn, Lachs, Tofu und Linsen bieten eine vielfältige Auswahl für unterschiedliche Ernährungsbedürfnisse und Vorlieben. Proteine spielen eine entscheidende Rolle bei der Regulierung des Blutzuckerspiegels und verhindern gefährliche Blutzuckerschübe, die häufig nach dem Verzehr von kohlenhydrathaltigen Lebensmitteln auftreten.

Die Energiequelle, auf die man besonders achten muss, sind die Kohlenhydrate, die ein Viertel des Tellers ausmachen. Um ein schnelles Ansteigen des Blutzuckerspiegels zu vermeiden, sollten Sie Vollkornprodukte wie Quinoa, braunen Reis oder Vollkornnudeln verwenden, die eine lang anhaltende Energie liefern. Die Teller-Methode fördert eine gesündere Ernährung, indem sie betont, wie wichtig es ist, komplexe Kohlenhydrate gegenüber einfachen Zuckern zu bevorzugen.

Ausgewogene Mahlzeiten erstellen

Die Zubereitung gesunder Mahlzeiten erfordert ein tieferes Verständnis von Lebensmittelgruppen, Portionsgrößen und der richtigen Reihenfolge der Nährstoffe in der Ernährung. Die "Tellermethode" ist hier nicht anwendbar. Um Ihnen dabei zu helfen, Ihren Blutzuckerspiegel zu kontrollieren und trotzdem köstliche und nahrhafte Mahlzeiten zu genießen, haben wir diese Ratschläge zusammengestellt.

Einschließlich einer großen Vielfalt an Lebensmitteln: Der Begriff "ausgewogene Mahlzeit" bedeutet, dass man durch den Verzehr einer Vielzahl von Lebensmitteln ein breites Spektrum an Nährstoffen aufnehmen kann. Nehmen Sie leckere Fette wie Avocados oder Olivenöl zusammen mit stärkearmem Gemüse, magerem Fleisch und komplexen Kohlenhydraten in Ihren Speiseplan auf. Wenn Sie sich länger satt fühlen wollen, ist dies genau das Richtige für Sie. Diese Nährstoffkombination kann sich positiv auf die allgemeine Gesundheit und das Wohlbefinden des Menschen auswirken.

Die Mengen der achtsamen Portionen: Die Tellermethode bietet zwar visuelle Hilfen, aber dennoch sind genaue Kenntnisse der Portionsgröße erforderlich. Im Vergleich zu einem Tennisball hat eine Portion Eiweiß in etwa die Größe eines normalen

Spielkartensatzes. Auf der Grundlage von Faktoren wie Alter, Aktivitätsniveau und Stoffwechselrate kann ein personalisierter Speiseplan erstellt werden, indem die Portionsgrößen der einzelnen Portionen angepasst werden.

Einhaltung eines angemessenen Makronährstoffverhältnisses Die Einhaltung eines ausgewogenen Makronährstoffverhältnisses ist ein entscheidender Bestandteil der Mahlzeitenplanung, um einen guten Blutzuckerspiegel zu erhalten. Dazu gehört, dass Sie darauf achten, dass Ihre Protein-, Kohlenhydrat- und Fettzufuhr ausgewogen ist. Streben Sie eine harmonische Verteilung der Hauptnährstoffe an, um die schädlichen Folgen einer unausgewogenen Ernährung zu vermeiden. Um die Wahrscheinlichkeit schneller Blutzuckerspitzen zu verringern, empfiehlt es sich beispielsweise, komplexe Kohlenhydrate mit mageren Proteinen zu kombinieren. Dadurch wird die Aufnahme von Glukose durch den Körper verlangsamt.

Eine der wichtigsten Überlegungen bei der Kontrolle des Blutzuckerspiegels ist der Zeitpunkt der Mahlzeiten. Regelmäßige Essensabstände über den Tag verteilt verringern die Wahrscheinlichkeit einer Hypoglykämie und eines übermäßigen postprandialen Anstiegs. Das Risiko einer Hypoglykämie steigt mit längerer Fastendauer. Ein weiterer Vorteil einer ausgewogenen Mahlzeit vor dem Sport besteht darin, dass sie den Körper mit Energie versorgt, die er während der Aktivität verbrauchen kann.

Kluges Naschen

In Maßen und mit Selbstbewusstsein kann das Naschen sowohl Spaß machen als auch ein hilfreicher Teil der Diabetesversorgung sein. Wenn Sie gesund naschen wollen, sollten Sie nährstoff- und ballaststoffreiche Mahlzeiten wählen. Diese halten Sie länger satt und verhindern gefährliche Schwankungen Ihres Blutzuckerspiegels.

Auswahl von nährstoffreichen Snacks: Anstatt zu ungesunden Lebensmitteln zu greifen, die viele Kalorien, aber wenig Nährwert haben, sollten Sie sich für Optionen entscheiden, die Ihnen wirklich helfen, sich besser zu fühlen. Snacks wie griechischer Joghurt mit Beeren und Mandeln oder gehacktes Gemüse mit Hummus stillen nicht nur Ihren Hunger, sondern sind auch eine gute Quelle für wichtige Nährstoffe.

Tipps zum richtigen Zeitpunkt für den Snack-Konsum: Wenn Sie wissen wollen, ob Sie naschen, ist es wichtiger, wann Sie essen, als was Sie essen. Die Gefahr, sich während der Hauptmahlzeiten zu überfressen, kann durch Zwischenmahlzeiten verringert werden, die verhindern, dass man zu hungrig wird. Eine weitere Möglichkeit, den

Blutzuckerspiegel konstant zu halten, ist das gleichzeitige Essen von Kohlenhydraten mit Eiweiß oder gesunden Fetten.

Durch Achtsamkeit auf die Signale des Körpers, die Hunger signalisieren, und durch die Beschränkung des Naschens auf Zeiten, in denen ein echtes Bedürfnis besteht, und nicht auf Zeiten der Gewohnheit oder Langeweile, kann man eine positive Beziehung zum Essen aufbauen. Die drei quadratischen Mahlzeiten und jeder Snack dazwischen sind Teil der täglichen Praxis des achtsamen Essens. Dadurch wird sichergestellt, dass jeder Bissen das Ergebnis einer bewussten Entscheidung ist.

Sorgfältige Beachtung der eigenen Ernährungsbedürfnisse, Erfindungsreichtum und wissenschaftliches Verständnis sind die drei Säulen, auf denen die Kunst der Zubereitung von Diabetiker-Mahlzeiten ruht. Die Plate-Methode bietet einen visuellen Rahmen für die Planung von Mahlzeiten, und ihre Prinzipien der ausgewogenen Ernährung und des cleveren Naschens bieten eine nuancierte Strategie, um den Körper mit den Nährstoffen zu versorgen, die er braucht. Dieses Buch ist mehr als nur ein Leitfaden; es ist eine Einladung, selbstbewusst in die Welt der Lebensmittel einzutauchen und jeden Bissen als einen Schritt zu einer besseren Gesundheit und einem besseren Umgang mit Diabetes zu sehen.

Unverzichtbare Küchengeräte und Zutaten

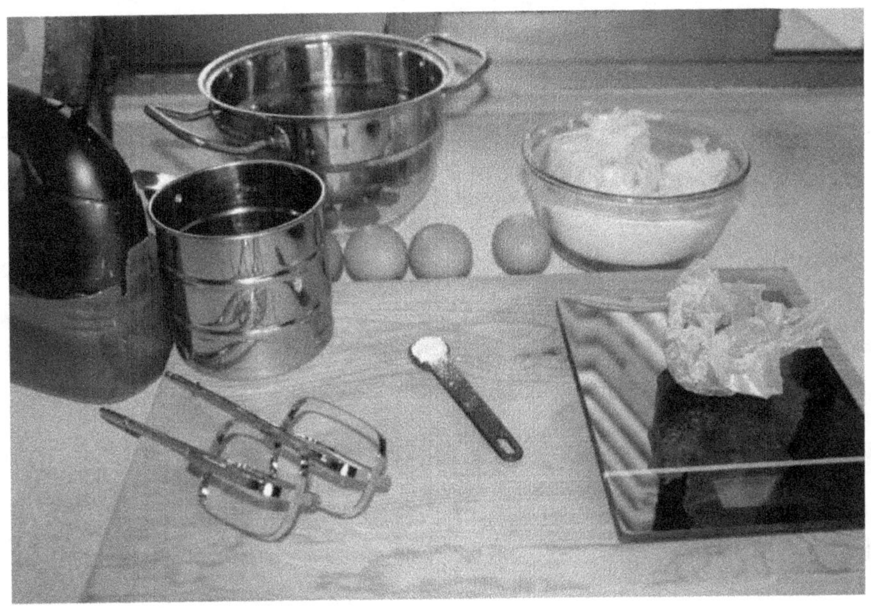

Die Suche nach einer wirksamen Diabetestherapie geht über die Ernährungstheorie hinaus und führt in die greifbarere Welt der Küche. In diesem Abschnitt erkunden wir die Welt der wichtigen Kochgeräte und Produkte, die für Menschen mit Diabetes entwickelt wurden. Diese Untersuchung dient als Entwurf, um die eigene Küche zu einem Heiligtum der kulinarischen Unabhängigkeit zu machen. Auf dieser Exkursion werden wir alles behandeln, von der Einrichtung einer diabetikerfreundlichen Speisekammer über das Erlernen gesunder Kochtechniken bis hin zur Beschaffung der wichtigsten Küchenutensilien. Folgen Sie diesem Fahrplan, um Ihre Küche zu einem Heiligtum zu machen.

Diabetikerfreundliche Grundnahrungsmittel

Bei der Planung einer diabetikerfreundlichen Küche sollten Sie in erster Linie an alle Möglichkeiten der Speisekammer denken. Ziel ist es, eine Reihe von Zutaten zusammenzustellen, die das erforderliche Nährwertprofil erfüllen und gleichzeitig schmackhaft sind. Um Diabetikern bei der Zusammenstellung gesunder, ausgewogener Mahlzeiten zu helfen, werfen wir einen Blick auf die Grundnahrungsmittel, die in keiner Speisekammer fehlen sollten.

Getreideprodukte: Entscheiden Sie sich für unverarbeitete Körner wie Quinoa, braunen Reis und Hafer statt für raffinierte Körner. Im Gegensatz zu den raffinierten Sorten, die dafür bekannt sind, dass sie den Blutzuckerspiegel schnell in die Höhe treiben, haben diese Körner einen niedrigeren glykämischen Index und liefern daher anhaltende Energie.

Hülsenfrüchte wie Bohnen, Linsen und Kichererbsen sind wegen ihres Eiweiß- und Ballaststoffgehalts ein wichtiges Grundnahrungsmittel für Diabetiker. Sie machen nicht nur satt, sondern helfen auch, den Blutzuckerspiegel stabil zu halten.

Nüsse und Samen: Nüsse und Samen wie Mandeln, Walnüsse, Chia-Samen und Leinsamen sind reich an Nährstoffen. Sie können in der Speisekammer nach ihnen suchen. Sie sind nicht nur lecker und knackig, sondern auch gesund, da sie reich an gesunden Fetten, Ballaststoffen und Mineralien sind.

Pflegende Öle: Olivenöl und Avocadoöl sind eine gute Wahl für Ihr Herz. Aufgrund ihres hohen Gehalts an einfach ungesättigten Fettsäuren sind diese Öle gut für die Herzgesundheit und bringen Ihren Blutzuckerspiegel nicht durcheinander.

Essig: Einige Untersuchungen deuten darauf hin, dass Essig, insbesondere Apfelessig, bei der Behandlung von Diabetes helfen kann. Mehrere Studien haben gezeigt, dass der Verzehr von Essig zu den Mahlzeiten den Blutzuckerspiegel senken und die Insulinempfindlichkeit verbessern kann.

Stoffe aus Aromapflanzen: Anstatt zu viel Zucker oder Salz zu verwenden, können Sie Mahlzeiten besser schmecken lassen. Kräuter und Gewürze, die keine Blutzuckerschwankungen verursachen, wie Kurkuma und Zimt sowie Basilikum, Koriander und Thymian, können jedem Gericht Geschmack und Vielfalt verleihen.

Zucker-Alternativen: Wenn Sie auf der Suche nach einem Zuckerersatz sind, der Ihren Blutzucker nicht in die Höhe treibt, sollten Sie Stevia, Erythrit oder Mönchsfrucht probieren. Diese Ersatzstoffe können Ihnen ein wenig Süße verleihen, ohne die metabolischen Risiken, die mit herkömmlichen Süßigkeiten verbunden sind.

Kochtechniken bei Diabetes

Kochen ist eine Art kulinarische Alchemie, bei der rohe Zutaten in ein schmackhaftes, gesundes Endergebnis verwandelt werden. Kochmethoden, die den Geschmack verbessern, ohne den Nährstoffgehalt zu beeinträchtigen, sind für Diabetiker von größter Bedeutung.

Kochtechniken, die mit weniger Öl mehr Geschmack hervorbringen Wenn Sie Ihren Speisen mehr Geschmack verleihen möchten, ohne viel Fett zu verwenden, sollten Sie sie grillen oder braten. Diese Methoden minimieren den Bedarf an zusätzlichen Ölen und verleihen Gemüse, magerem Fleisch, Obst und vielem mehr einen herrlichen Rauchgeschmack.

Dämpfen: Die natürliche Lebendigkeit und die Nährstoffe des Gemüses bleiben beim Dämpfen erhalten, einer schonenden Garmethode, die eine schnelle Zubereitung ermöglicht. Dies ist eine großartige Strategie für Menschen, die den Geschmack ihrer Speisen verbessern möchten, ohne den Nährwert zu verringern.

Sautieren: Mit einer normalen Menge Öl werden Fleisch und Gemüse beim Sautieren schnell gegart, ohne dass sich ihre Textur verändert oder ihr Nährstoffgehalt verringert wird. Mit dieser Methode kann man Gerichten mehr Tiefe verleihen, ohne unnötiges Fett zu verwenden.

Kochen auf niedriger Stufe Für Menschen mit hektischen Zeitplänen ist der Slow Cooker ein Lebensretter. Er ermöglicht die mühelose Zubereitung von gesunden, schmackhaften Mahlzeiten. Ein weiterer Vorteil des langsamen Kochens ist, dass sich die Aromen vermischen können, ohne dass zu viel zusätzlicher Zucker oder Fett hinzugefügt wird.

Stapelweise kochen: Das Kochen in Chargen ist eine gute Möglichkeit, den Zeitaufwand in der Küche zu verringern. Indem sie mehr Mahlzeiten zubereiten und einen Teil davon einfrieren, können Menschen mit Diabetes sicherstellen, dass sie Zugang zu gesunden, einfachen Alternativen haben. Auf diese Weise können sie ihre Abhängigkeit von verarbeiteten oder ungesunden Alternativen vermindern.

Must-Have Küchenwerkzeuge

Der Umfang der Arbeit, die in einer Küche erledigt werden kann, hängt oft von den dort verfügbaren Werkzeugen ab. Diejenigen, die versuchen, ihren Diabetes unter Kontrolle zu halten, werden feststellen, dass die Zubereitung von Mahlzeiten mit den richtigen Werkzeugen viel einfacher ist und sie besser auf ihre Gesundheit achten können.

Für Diabetiker ist eine digitale Küchenwaage ein unverzichtbares Hilfsmittel für das richtige Portionsmanagement, das für ihre Gesundheit unerlässlich ist. Wenn sie eine digitale Küchenwaage verwenden, die genaue Messungen ermöglicht, können sie ihre Kohlenhydratzufuhr besser verfolgen und ihren Blutzuckerspiegel gesund halten.

Klingen der feinsten Sorte: Mit einem Satz hochwertiger, scharfer Messer lassen sich Speisen schneller zubereiten. Da sie für alles verwendet werden, vom Schneiden von Gemüse bis zum Zerteilen von Fleisch, ist ein sauberes Messerpaar für ein reibungsloses kulinarisches Erlebnis unerlässlich.

Antihaftbeschichtetes Kochgeschirr, das das Anhaften von Lebensmitteln ohne Öl verhindert Eine Möglichkeit, die Zubereitung gesunder Mahlzeiten zu fördern, ist die Verwendung von Kochgeschirr, das kein Öl zum Anbraten benötigt. Die Antihaftbeschichtung von Pfannen macht die Reinigung einfach und verhindert das Anhaften von Speisen, so dass sie sich ideal zum Grillen oder Braten mit wenig Öl eignen.

Wenn Sie auf der Suche nach innovativen Möglichkeiten sind, Ihren Gemüsekonsum zu erhöhen, könnte ein Gemüsespiralisierer Ihr Lebensretter sein. Das Spiralisieren von Gemüse ist eine lustige und kreative Art, dies zu erreichen. Gemüse wie Zucchini und Karotten werden in Stränge verwandelt, die wie Nudeln aussehen und einen nahrhaften Ersatz für normale Nudeln bieten.

Maschine zur Verarbeitung von Lebensmitteln: Das Beste an einer Küchenmaschine oder einem Mixer ist, dass man damit Pürees, Soßen und Smoothies herstellen kann. Für diejenigen, die eine breite Palette von Geschmacksrichtungen und Texturen essen möchten, sind sie unverzichtbar.

Sofort ablesbares Thermometer: Beim Garen von Proteinen ist es sehr wichtig, die Temperatur, bei der das Gericht gegart wird, genau zu bestimmen. Mit einem sofort ablesbaren Thermometer können Sie Fleisch jedes Mal perfekt zubereiten, ohne sich Gedanken über ein zu kurzes oder zu langes Garen machen zu müssen.

Ein langsamer Kocher kann für Diabetiker nützlich sein, die wenig Zeit haben, aber dennoch ihre Krankheit unter Kontrolle halten müssen. Das Ergebnis sind nahrhafte, gehaltvolle Mahlzeiten, deren Zubereitung wenig bis gar keine Arbeit macht.

Eine diabetikerfreundliche Küche ist eine Küche, die gut mit gesunden Lebensmitteln bestückt ist, sich aber auch in Bezug auf die Kochverfahren und die notwendigen Geräte an den Gesundheitszustand des Einzelnen anpasst. Dieses Kapitel ist kein bloßer Leitfaden, sondern eine Einladung, sich auf eine kulinarische Reise zu begeben, bei der jeder Gegenstand und jedes Gerät wie ein Pinsel benutzt wird, um ein köstliches und gesundes Abendessen zu kreieren. Die Kontrolle des Diabetes ist für Betroffene durchaus möglich, wenn sie eine lebendige und nachhaltige Strategie für die Zubereitung nahrhafter und schmackhafter Mahlzeiten entwickeln. Das Einzige, was sie dazu brauchen, sind einige grundlegende kulinarische Fähigkeiten, die richtigen Zutaten und einige Küchenutensilien.

Süßstoffe und Substitute

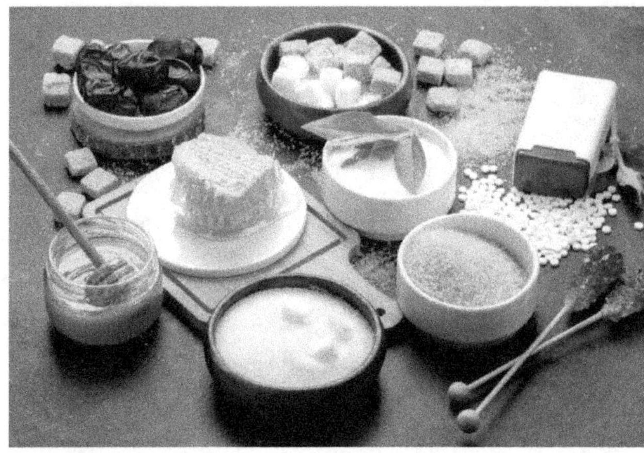

Um diabetikerfreundliche kulinarische Erlebnisse zu entwickeln, ist es wichtig, die vielen Süßstoffe und Alternativen zu kennen. Durch eine Erkundung von Zuckerersatzstoffen, eine Analyse künstlicher Süßstoffe und einige auf Diabetiker zugeschnittene Backtipps vereinfacht dieses Kapitel das komplizierte Thema der Süßstoffe.

Gesunde Alternativen zu Zucker

Die Jagd nach Zucker muss nicht zwangsläufig ein Risiko für die Gesundheit bedeuten. Sie können Ihren süßen Appetit stillen und gleichzeitig Ihre Gesundheit verbessern, indem Sie Zucker durch natürlich vorkommende, nährstoffreiche Lebensmittel ersetzen.

Aus der Stevia rebaudiana-Pflanze wird der natürliche Süßstoff Stevia gewonnen. Als Süßungsmittel fügt Stevia keine Kalorien oder Kohlenhydrate hinzu, wie es bei anderen Süßungsmitteln der Fall ist. Die intensive Süße von Stevia hat dazu beigetragen, dass es als Zuckerersatz für Menschen, die auf ihre Kalorienzufuhr achten, immer beliebter wird.

Zum Süßen: Mönchsfrucht Die kalorienfreien und natürlichen Inhaltsstoffe dieses Süßungsmittels haben es bekannt gemacht. Die Frucht, aus der er gewonnen wird, ist die Mönchsfrucht. Für diejenigen, die versuchen, ihren Diabetes zu kontrollieren, ist der Süßstoff aus der Mönchsfrucht eine verlockende Alternative zu Zucker, da er für Süße sorgt, ohne den Stoffwechsel zu beeinträchtigen.

Ein Zuckeralkohol, der Süße verleiht, ohne die Blutzuckeraufnahme zu beeinträchtigen, ist Erythrit. Erythrit kommt in natürlicher Form in Früchten vor, kann aber auch in künstlicher Form gewonnen werden. Da Erythrit den Blutzuckerspiegel nur geringfügig beeinflusst, wird er in vielen Rezepten als Zuckerersatz verwendet.

Xylit, eine weitere Art von Zuckeralkohol, kann aus Mais oder Birkenholz hergestellt werden. Der zuckrige Geschmack ist kalorienärmer als Zucker und erhöht den Blutzuckerspiegel nicht wesentlich. Xylit ist ein beliebter Zuckerersatz, der in der Küche, insbesondere beim Backen und Kochen, weit verbreitet ist.

Obwohl er immer noch als Zucker eingestuft wird, gilt Kokosnusszucker im Vergleich zu weißem Zucker wegen seines niedrigeren glykämischen Index als gesündere Alternative. Er enthält nicht nur Antioxidantien, sondern auch Spuren von Mineralien wie Zink und Eisen, was ihn zu einer relativ gesunden Alternative macht.

Künstliche Süßstoffe

Trotz der Debatte haben künstliche Süßstoffe einen Platz in der Landschaft der Zuckerersatzstoffe. Durch die Verwendung dieser potenten Süßstoffe kann Süße ohne die Kalorien und die glykämische Last von Zucker erreicht werden.

Aspartam: Der kalorienfreie Süßstoff Aspartam ist im Vergleich zu Saccharose über 200 Mal süßer. Es ist häufig in Limonaden und anderen zuckerfreien Getränken und Lebensmitteln enthalten. Da es sich in kalten Getränken leicht auflöst und gut als Haushaltszucker funktioniert, ist es wegen seiner Hitzeempfindlichkeit nicht für die Verwendung in der Küche bei hohen Temperaturen geeignet.

Saccharin war lange Zeit einer der beliebtesten künstlichen Süßstoffe auf dem Markt. Es ist nicht nur 300 bis 400 Mal süßer als Zucker, sondern hat auch keine Kalorien. Backen ist nur eine von vielen kulinarischen Verwendungsmöglichkeiten für Saccharin, das sich beim Erhitzen nicht zersetzt.

Ein künstlicher Süßstoff, der Zucker an Süße um das 600-fache übertrifft, ist Sucralose. Der Zuckerrohrzucker Saccharose ist der ursprüngliche Inhaltsstoff. Bei der Verwendung im Backofen oder in anderen Umgebungen mit hohen Temperaturen wird er nicht zersetzt. Der Zuckeraustauschstoff Sucralose wird häufig in vielen zuckerfreien Produkten verwendet.

Inulin, ein Stevia- oder Steviolglykosid Rebaudiosid A: Eine Möglichkeit, die natürliche Süße von Stevia zu verstärken, besteht darin, es in bestimmte Steviolglykoside zu veredeln, die dann als intensive Süßungsmittel verwendet werden können. Ein Beispiel dafür ist das Rebaudiosid A. Rebaudiosid A ist ein Beispiel für einen Zuckeraustauschstoff, der in vielen verschiedenen Küchen Verwendung findet.

Backtipps für Diabetiker

Für Menschen, die versuchen, ihren Diabetes unter Kontrolle zu halten, kann das Backen aufgrund der besonderen chemischen Zusammensetzung und der erforderlichen Messungen eine zusätzliche Herausforderung darstellen. Mit dem richtigen Wissen und den richtigen Hilfsmitteln können Sie sich dennoch dem Backen hingeben, ohne dass dies Ihre Ziele in Bezug auf gesunde Ernährung und Bewegung beeinträchtigt.

Vollkornmehle Erwägen Sie die Verwendung von Vollkornmehlen wie Mandel-, Kokos- oder Weizenvollkornmehl anstelle von raffinierten Mehlen. Denn diese Ersatzmehle enthalten mehr Ballaststoffe, die die Aufnahme von Glukose durch den Körper verlangsamen.

Natürliche Süßstoffe: Stevia, Mönchsfruchtsüße und Erythrit sind einige Beispiele für natürliche Süßstoffe, die Sie zum Süßen von Backwaren verwenden können. Da sie süßer als Zucker sein können und eine Anpassung der verwendeten Menge erforderlich machen, ist es wichtig, die Süßkraft dieser Komponenten zu kennen.

Reduzieren Sie die zugesetzten Fette: Fette geben Backwaren ihren Geschmack und ihre Konsistenz, aber zu viel des Guten kann auch schlecht sein. Reduzieren Sie die Gesamtmenge an zugesetzten Fetten in Ihren Mahlzeiten und überlegen Sie, ob Sie nicht gesündere Fette wie Olivenöl oder Avocadoöl verwenden sollten.

Zur Erhöhung der Nährstoffdichte: Eine einfache Methode zur Erhöhung der Nährstoffdichte von Backwaren ist die Verwendung von Nüssen und Samen. Sie fügen dem Gericht gesunde Fette und lebenswichtige Nährstoffe hinzu und verbessern gleichzeitig die Textur und den Geschmack.

Solange man die Portionsgrößen im Zaum hält, können gebackene Lebensmittel in Maßen genossen werden. Um die Kohlenhydratzufuhr unter Kontrolle zu halten und die Kalorienzufuhr nicht aus dem Ruder laufen zu lassen, sollten Sie auf die Portionsgrößen achten. Wenn Sie Backwaren im Voraus zubereiten, können Sie Ihre Portionsgrößen besser kontrollieren.

Versuchen Sie, einen Teil des Zuckers und des Fetts in Ihren Rezepten durch natürliche Fruchtpürees zu ersetzen. Ersetzen Sie einen Teil des Zuckers und des Fetts in Ihren Gerichten durch natürliche Fruchtpürees. Die Verwendung von Kürbispüree, pürierten Bananen oder Apfelmus kann einem Gericht Feuchtigkeit und Süße verleihen, ohne die Menge an zusätzlichem Zucker oder Fett zu erhöhen.

Einer der wichtigsten Punkte bei der Planung einer diabetikerfreundlichen Küche ist die Suche nach Alternativen zu Zucker. Menschen mit Diabetes haben eine Fülle von Möglichkeiten, wenn es darum geht, ihren süßen Appetit zu stillen, sei es durch die Verwendung künstlicher Süßstoffe oder natürlicherer Alternativen wie Stevia und Mönchspfeffer. Wenn Menschen mit Diabetes die richtigen Techniken anwenden und die richtigen Zutaten verwenden, kann das Backen - das manchmal als kulinarische Herausforderung angesehen wird - zu einer angenehmen Tätigkeit werden. Dieses Kapitel soll nicht nur einen Rahmen bieten, sondern die Leser auch dazu verleiten, sich in die reiche und vielfältige Welt der Zuckerersatzstoffe und Süßungsmittel zu vertiefen. Auf diese Weise können die Leser eine kulinarische Reise antreten, die ihre gesundheitlichen Ziele unterstützt und gleichzeitig ihre Freude am Essen steigert.

Frühstücks-Rezepte

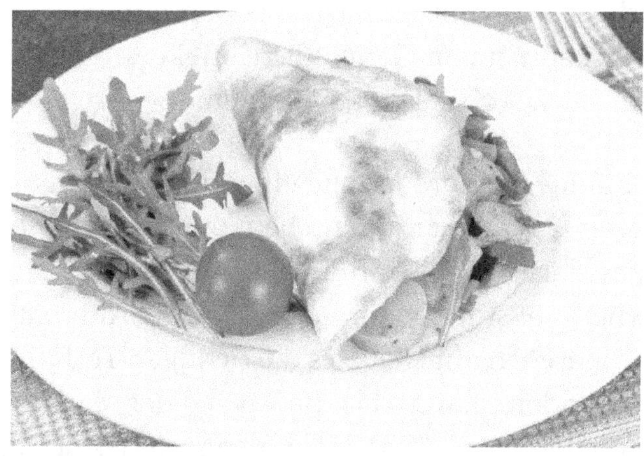

1. Frühstücksgericht aus Quinoa und Gemüse

- Benötigte Zeit: 10 Minuten
- Aushärtungszeit: 15 Min.
- Reicht für: 2

Zutaten:

- 185 g Quinoa, abgespült
- 500ml Gemüsebrühe
- 15 ml Olivenöl
- 1 Zwiebel, gehackt
- 2 Paprikaschoten, gehackt
- 1 Zucchini, geschält
- 5 g geräucherter Paprika
- Salz und Pfeffer nach Geschmack
- Frische Kräuter

Wegbeschreibung:

1. Die Gemüsebrühe in einem Topf zum Kochen bringen. Die Quinoa 15 Minuten lang kochen, indem man sie in den Topf gibt, die Hitze reduziert, abdeckt und köcheln lässt.
2. Das Olivenöl in einer anderen Pfanne erhitzen. Die gehackten Zwiebeln

hineingeben und braten, bis sie glasig sind.

3. Die Zucchini und die Paprikaschoten anbraten, bis sie weich sind.
4. Gekochte Quinoa, geräucherte Paprika, Salz und Pfeffer hinzugeben und umrühren, damit sie zusammenwachsen. Weitere zwei bis drei Minuten kochen lassen.
5. Jeden Teller mit frischen Kräutern garnieren und die Quinoa-Gemüse-Koaleszenz darauf anrichten.

Nährwertangaben: Kcals: 350, Eiweiß: 10g, Fett: 8g, Kohlenhydrate: 60g, Zucker: 5g, Ballaststoffe: 8g, Natrium: 800mg

2. Frühstücks-Wrap mit Avocado und Ei

- Benötigte Zeit: 8 Minuten
- Aushärtungszeit: 5 Minuten
- Dient: 1

Zutaten:

- 1 Vollkorn-Wrap
- 1 reife Avocado, gehackt
- 2 Eier
- Salz und Pfeffer nach Geschmack
- Frische Kräuter

Wegbeschreibung:

1. Eine Pfanne, die nicht kleben bleibt, bei mittlerer Hitze vorheizen.
2. In der Pfanne einwickeln und erhitzen.
3. Bereiten Sie die Eier in einer anderen Pfanne zu, je nachdem, was Sie bevorzugen: pochieren, braten oder als Rührei.
4. Die gekochten Eier, die gehackte Avocado, Salz, Pfeffer und frische Kräuter auf dem erhitzten Wrap verteilen.
5. Mit einem gefalteten Wrap garnieren und sofort genießen.

Nährwertangaben: Kcals: 420, Eiweiß: 20g, Fett: 28g, Kohlenhydrate: 30g, Zucker: 1g, Ballaststoffe: 12g, Natrium: 400mg

3. Griechischer Joghurt und Beeren-Smoothie

- Benötigte Zeit: 5 Minuten
- Aushärtungszeit: 0 Minuten
- Reicht für: 2

Zutaten:

- 240 g griechischer Joghurt
- 150 g gemischte Beeren Erdbeeren, Heidelbeeren, Himbeeren
- 1 Banane
- 15ml Honig
- 240ml Mandelmilch
- Eiswürfel optional

Wegbeschreibung:

1. Mixen Sie Mandelmilch, Honig, Banane, gemischte Beeren und griechischen Joghurt zusammen.
2. Mischen, bis die Masse zusammenfließt. Falls gewünscht, können Sie Eiswürfel hinzufügen.
3. In einzelne Gläser füllen und sofort servieren.

Nährwertangaben:

Kcals: 250, Protein: 15g, Fett: 5g, Kohlenhydrate: 40g, Zucker: 25g, Ballaststoffe: 6g, Natrium: 100mg

4. Parfait aus Beeren und Joghurt

- Benötigte Zeit : 7 Minuten
- Aushärtungszeit: 0 Minuten
- Reicht für: 2

Zutaten:

- 240 g griechischer Joghurt
- 150 g gemischte Beeren
- 40 g Müsli
- 15ml Honig
- Frische Minze

Wegbeschreibung:

1. Granola, gemischte Beeren und griechischen Joghurt in einzelnen Gläsern anrichten.
2. Mit Honig beträufeln und mit etwas frischer Minze garnieren.
3. Gehen Sie die Schichten noch einmal durch.
4. Sofort servieren.

Nährwertangaben: Kcals: 320, Eiweiß: 15g, Fett: 8g, Kohlenhydrate: 45g, Zucker: 20g, Ballaststoffe: 7g, Natrium: 80mg

5. Frittata mit gebratenem Gemüse

- Benötigte Zeit: 15 Minuten
- Aushärtungszeit: 25 Min.
- Reicht für: 4

Zutaten:

- 6 Eier
- 120ml Milch
- 150 g Kirschtomaten, halbiert
- 150 g Zucchini, gehackt
- 150 g Paprikaschoten, gehackt
- 150 g Spinat
- 60 g Feta-Käse, zerbröckelt
- Salz und Pfeffer nach Geschmack

Wegbeschreibung:

1. Heizen Sie den Ofen auf 180 Grad Celsius vor.
2. Milch und Eier in einer Schüssel mit dem Schneebesen verrühren. Mit etwas Salz und Pfeffer abschmecken.
3. Während die Kirschtomaten, Paprika und Zucchini weich werden, braten Sie sie in einer ofenfesten Pfanne an.
4. Den Spinat in die Pfanne geben und aufquellen lassen.
5. Mit Fetakäse bestreuen und mit Ei über das Gemüse gießen. 20 Minuten lang backen.
6. Nach 20 bis 25 Minuten im Ofen sollte die Frittata fest sein und eine leicht goldene Farbe haben.
7. In Stücke schneiden und auf einem Teller anrichten.

Nährwertangaben: Kcals: 220, Protein: 15g, Fett: 15g, Kohlenhydrate: 10g, Zucker: 5g, Ballaststoffe: 3g, Natrium: 300mg

6. Griechischer Joghurt und Beeren-Eis am Stiel

- Benötigte Zeit: 10 Minuten
- Gefrierzeit: 4 Stunden
- Reicht für: 6

Zutaten:

- 480 g griechischer Joghurt
- 150 g gemischte Beeren Erdbeeren, Heidelbeeren, Himbeeren
- 30ml Honig

Wegbeschreibung:

1. Griechischer Joghurt und Honig sollten in einer Schüssel gründlich vermischt werden.
2. Die Beeren hinzugeben und vorsichtig umrühren.
3. Füllen Sie die Popsicle-Formen mit einem Löffel mit der Masse.
4. Mit einem Löffel in die Eisstiele füllen und für mindestens vier Stunden oder bis zum Festwerden in den Gefrierschrank stellen.
5. Vor dem Servieren die Förmchen unter warmes Wasser halten, damit sich das Eis am Stiel löst.

Nährwertangaben: Kcals: 120, Protein: 8g, Fett: 3g, Kohlenhydrate: 15g, Zucker: 12g, Ballaststoffe: 2g, Natrium: 40mg

7. Süßkartoffel-Grünkohl-Haschee

- Benötigte Zeit: 12 Minuten
- Aushärtungszeit: 20 Min.
- Reicht für: 3

Zutaten:

- 2 Süßkartoffeln, geschält und gewürfelt
- 15 ml Olivenöl
- 1 Zwiebel, gehackt
- 60 g Grünkohl, zerkleinert
- 5 g geräucherter Paprika
- Salz und Pfeffer nach Geschmack
- Pochierte Eier zum Servieren optional

Wegbeschreibung:

1. Die geschälten Süßkartoffeln leicht kochen. Abspülen und aufbewahren.
2. Etwas Olivenöl in einer Pfanne erhitzen. Die pürierte Zwiebel darin glasig dünsten.
3. Grünkohl und kochende Süßkartoffeln sollten in die Pfanne gegeben werden.
4. Mit Salz, Pfeffer und geräuchertem Paprika würzen. Den Grünkohl kochen, bis er welk wird.
5. Sie können ihn pur essen oder mit pochierten Eiern servieren.

Nährwertangaben: Kcals: 180, Protein: 4g, Fett: 5g, Kohlenhydrate: 30g, Zucker: 8g, Ballaststoffe: 5g, Natrium: 150mg

8. Tomaten-Basilikum-Zoodle-Salat

- Benötigte Zeit: 10 Minuten
- Aushärtungszeit: 0 Minuten
- Reicht für: 2

Zutaten:

- 2 Zucchini, spiralisiert zu Zoodles
- 150 g Kirschtomaten, halbiert
- 60ml Balsamico-Essig
- 30 ml Olivenöl
- Frische Basilikumblätter
- Salz und Pfeffer nach Geschmack
- Feta-Käse wahlweise

Wegbeschreibung:

1. Dann einige Kirschtomaten und Zoodles dazugeben.
2. Das Olivenöl und den Balsamico-Essig in einer separaten Schüssel mit einem Schneebesen verrühren, damit sie sich verbinden.
3. Die Zoodles mit dem Dressing vermischen. Gründlich durch Schwenken verteilen.
4. Den Salat mit den zerrissenen frischen Basilikumblättern mischen. Mit etwas Salz und Pfeffer abschmecken.
5. Nach Belieben mit Feta-Käse bestreuen und servieren.

Nährwertangaben: Kcals: 160, Protein: 4g, Fett: 12g, Kohlenhydrate: 12g, Zucker: 8g, Ballaststoffe: 3g, Natrium: 100mg

9. Beeren-Chia-Samen-Pudding

- Benötigte Zeit: 5 Minuten
- Kühlzeit: 4 Stunden
- Reicht für: 2

Zutaten:

- 90 g Chiasamen
- 360ml Mandelmilch
- 15ml Honig
- 5 ml Vanilleextrakt
- 150 g gemischte Beeren

Wegbeschreibung:

1. Chiasamen, Mandelmilch, Honig und Vanilleextrakt in einer Schüssel vermengen.
2. Damit die Chiasamen die gesamte Flüssigkeit aufsaugen, gut umrühren und mindestens vier Stunden, am besten über Nacht, in den Kühlschrank stellen.
3. Den Pudding vor dem Servieren gut durchschwenken.
4. Zum Schluss mit verschiedenen Beeren garnieren.

Nährwertangaben: Kcals: 220, Protein: 6g, Fett: 12g, Kohlenhydrate: 25g, Zucker: 10g, Ballaststoffe: 12g, Natrium: 80mg

10. Zartbitterschokolade und Beeren-Smoothie-Gericht

- Benötigte Zeit : 7 Minuten
- Aushärtungszeit: 0 Minuten
- Reicht für: 1

Zutaten:

- 240ml Mandelmilch
- 150 g gemischte Beeren Erdbeeren, Heidelbeeren, Himbeeren
- 1 Banane
- 15 g dunkles Kakaopulver
- 15 g Chiasamen
- Belag: gehackte Erdbeeren, dunkle Schokoladenstückchen und Granola

Wegbeschreibung:

1. Mandelmilch, Chiasamen, Banane, gemischte Beeren und

Zartbitterschokoladenpulver verrühren.
2. Mischen, bis die Masse zusammenläuft. Wenn die Konsistenz zu dünn ist, zusätzliche Mandelmilch hinzufügen.
3. Löffeln Sie den Smoothie auf einen Servierteller.
4. Granola, Zartbitterschokoladenstücke und pürierte Erdbeeren darüber streuen.
5. Genießen Sie es, solange es heiß ist!

Nährwertangaben: Kcals: 380, Eiweiß: 8g, Fett: 15g, Kohlenhydrate: 60g, Zucker: 25g, Ballaststoffe: 12g, Natrium: 120mg

11. Frühstücksgericht aus Quinoa und Gemüse

- Benötigte Zeit: 15 Minuten
- Aushärtungszeit: 15 Min.
- Reicht für: 2

Zutaten:

- 185 g Quinoa, gekocht
- 15 ml Olivenöl
- 1 Paprika, gehackt
- 1 Zucchini, geschält
- 150 g Kirschtomaten, halbiert
- 2 Eier, pochiert
- Salz und Pfeffer nach Geschmack
- Frische Petersilie

Wegbeschreibung:

1. Das Olivenöl in einer Pfanne bei mittlerer Hitze erwärmen.
2. Einige Zucchini und Paprika hobeln. Weiter anbraten, bis das Gemüse weich wird.
3. Einige Kirschtomaten hacken und die gekochte Quinoa hinzufügen. Weitere zwei bis drei Minuten kochen lassen.
4. Bereiten Sie einzelne Teller mit der Quinoa-Gemüse-Kombination vor.
5. Auf jedem Teller ein pochiertes Ei anrichten.
6. Mit etwas Salz und Pfeffer abschmecken.
7. Vor dem Servieren mit frischer Petersilie bestreuen.

Nährwertangaben: Kcals: 320, Eiweiß: 15g, Fett: 15g, Kohlenhydrate: 35g, Zucker: 5g, Ballaststoffe: 7g, Natrium: 150mg

12. Frühstücks-Wrap mit Avocado und Ei

- Benötigte Zeit: 10 Minuten
- Aushärtungszeit: 5 Minuten
- Reicht für: 2

Zutaten:

- 2 Vollkorn-Wraps
- 1 Avocado, gehackt
- 4 Eier, Rührei
- 75 g Kirschtomaten, gehackt
- 30ml Salsa
- Salz und Pfeffer nach Geschmack

Wegbeschreibung:

1. Zum Aufwärmen der Vollkorn-Wraps die Mikrowelle oder eine trockene Pfanne verwenden.
2. Avocado, Eier und Kirschtomaten auf die Tortillas geben und mit dem Haschee belegen.
3. Die Salsa darüber gießen.
4. Mit etwas Salz und Pfeffer abschmecken.
5. Vor dem Servieren die Wraps falten.

Nährwertangaben: Kcals: 350, Eiweiß: 15g, Fett: 20g, Kohlenhydrate: 30g, Zucker: 5g, Ballaststoffe: 8g, Natrium: 300mg

- Benötigte Zeit: 15 Minuten
- Aushärtungszeit: 25 Min.
- Reicht für: 4

Zutaten:

- 8 große Eier
- 120ml Milch
- 150 g Kirschtomaten, halbiert
- 1 Zucchini, gehackt
- 1 Paprika, gehackt
- 120 g Spinat, gehackt
- 50 g Feta-Käse, zerbröckelt
- Salz und Pfeffer nach Geschmack
- Frische Kräuter

Wegbeschreibung:

1. Den Backofen auf 180 Grad Celsius vorheizen.
2. In einer Schüssel die Milch und die Eier verrühren.
3. Geben Sie einige Kirschtomaten, Zucchini, Paprika und Spinat in eine ofenfeste Pfanne und kochen Sie sie, bis das Gemüse weich ist.
4. Das Gemüse in der Pfanne mit der Eimischung vermengen.
5. Vor dem Servieren mit zerbröseltem Feta bestreuen.
6. Mit etwas Salz und Pfeffer abschmecken.
7. Die Frittata sollte 20 bis 25 Minuten gebacken werden, oder bis sie fest wird.
8. Kurz vor dem Servieren mit frischen Kräutern garnieren.

Nährwertangaben: Kcals: 280, Protein: 18g, Fett: 18g, Kohlenhydrate: 12g, Zucker: 5g, Ballaststoffe: 3g, Natrium: 350mg

Mittagessen-Rezepte

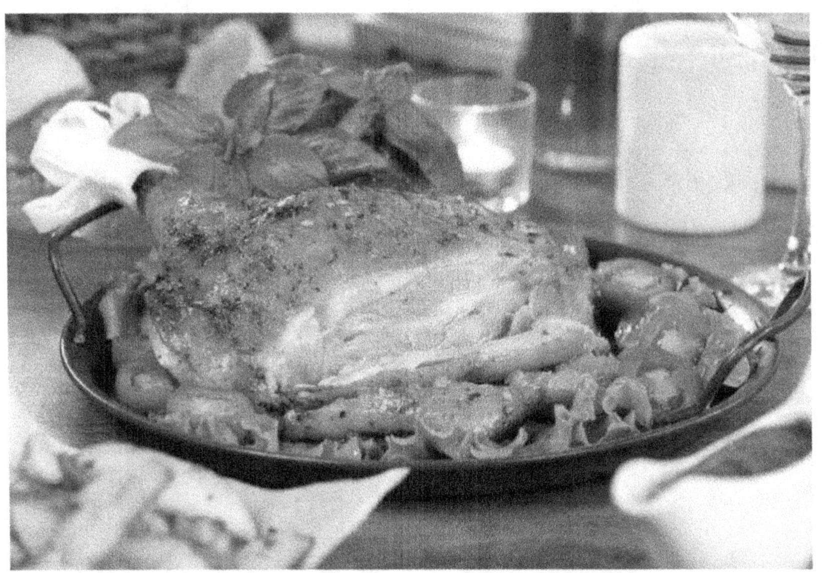

- Benötigte Zeit: 15 Minuten
- Aushärtungszeit: 15 Min.
- Reicht für: 2

Zutaten:

- 300 g Hähnchenbrust, gegrillt und zerlegt
- 180 g gemischter Blattsalat
- 150 g Kirschtomaten, halbiert
- 1 Salatgurke, geschält
- 60 ml Fetakäse, zerbröckelt
- 60ml schwarze Oliven, gehackt
- Zitronen-Vinaigrette: 45 ml Olivenöl, 15 ml Zitronensaft, Salz und Pfeffer nach Geschmack

Wegbeschreibung:

1. Salat, Oliven, Fetakäse, Gurken und Kirschtomaten in einer großen Schüssel vermischen.

2. Etwas Hähnchenbrust zerkleinern oder backen und darüber streuen.
3. Für die Vinaigrette das Olivenöl, den Zitronensaft, das Salz und den Pfeffer in einem normalen Gefäß verrühren.
4. Den Salat vorsichtig mit der Vinaigrette mischen.
5. Sofort servieren.

Nährwertangaben: Kcals: 450, Eiweiß: 35g, Fett: 25g, Kohlenhydrate: 20g, Zucker: 8g, Ballaststoffe: 6g, Natrium: 600mg

15. Zucchini-Nudeln mit Pesto und Kirschtomaten

- Benötigte Zeit: 10 Minuten
- Aushärtungszeit: 5 Minuten
- Reicht für: 2

Zutaten:

- 2 große Zucchinis, spiralförmig zu Nudeln geschnitten
- 150 g Kirschtomaten, halbiert
- 60 g Pesto-Sauce
- 30 g Pinienkerne, geröstet
- Frische Basilikumblätter

Wegbeschreibung:

1. Die Zucchini-Nudeln in einer Pfanne kochen, bis sie gerade weich sind.
2. Gründlich erhitzen und Kirschtomaten hinzufügen.
3. Durch Umrühren gleichmäßig mit der Pestosauce bestreichen.
4. Vor dem Servieren die gerösteten Pinienkerne und das frische Basilikum auf die umgedrehte Schale legen.
5. Sofort servieren.

Nährwertangaben: Kcals: 320, Eiweiß: 8g, Fett: 25g, Kohlenhydrate: 18g, Zucker: 8g, Ballaststoffe: 5g, Natrium: 300mg

16. Linsen- und Gemüsesuppe

- Benötigte Zeit: 15 Minuten
- Aushärtungszeit: 30 Min.
- Reicht für: 4

Zutaten:

- 200 g getrocknete grüne Linsen, abgespült
- 1 Zwiebel, gehackt
- 2 Möhren, gehackt
- 2 Stangen Staudensellerie, gehackt
- 3 Knoblauchzehen, gehackt
- 1 Dose 400 g gehackte Tomaten
- 1,5 Liter Gemüsebrühe
- 5 g Kreuzkümmel
- 5 g geräucherter Paprika
- Salz und Pfeffer nach Geschmack
- Frische Petersilie

Wegbeschreibung:

1. Nachdem der Knoblauch, die Zwiebeln, die Karotten und der Sellerie weich geworden sind, werden sie in einem großen Kochtopf angebraten.
2. Kreuzkümmel, geräucherter Paprika, Linsen, Tomatenmark, Gemüsebrühe, Salz und Pfeffer hinzufügen.
3. 25-30 Minuten köcheln lassen oder bis die Linsen weich sind, nachdem sie zum Kochen gebracht wurden.
4. Abschmecken und bei Bedarf mehr Gewürze hinzufügen.
5. Vor dem Servieren mit gehackter frischer Petersilie bestreuen.

Nährwertangaben: Kcals: 280, Protein: 15g, Fett: 1g, Kohlenhydrate: 50g, Zucker: 8g, Ballaststoffe: 18g, Natrium: 900mg

- Benötigte Zeit: 20 Minuten
- Aushärtungszeit: 25 Min.
- Reicht für: 2

Zutaten:

- 1 mittlerer Blumenkohl, gewürfelt
- 1 Ei
- 60 g Mozzarella-Käse, geraspelt
- 30 g Parmesankäse, gerieben
- 2 g getrockneter Oregano
- 2 g Knoblauchpulver
- Salz und Pfeffer nach Geschmack
- 120ml Tomatensauce
- 150 g Mischgemüse Paprika, Kirschtomaten, Spinat
- 30 g Feta-Käse, zerbröckelt
- Frisches Basilikum

Wegbeschreibung:

1. Backofen auf 200°C vorheizen.
2. Blumenkohlwürfel, Ei, Mozzarella, Parmesan, Oregano, Knoblauchpulver, Salz und Pfeffer in einer Schüssel vermengen.
3. Eine flache, mit Pergamentpapier ausgelegte Form sollte verwendet werden, um den Teig zu einer Kruste zu formen.
4. Bevor die Kruste fest und golden wird, 15 bis 20 Minuten backen.
5. Nachdem Sie die Kruste mit Tomatensoße bestrichen haben, bedecken Sie sie mit einer Mischung aus Gemüse und Fetakäse.
6. Weitere 10 bis 15 Minuten lang backen.
7. Vor dem Servieren mit frischem Basilikum garnieren.

Nährwertangaben: Kcals: 320, Eiweiß: 20g, Fett: 18g, Kohlenhydrate: 25g, Zucker: 8g, Ballaststoffe: 8g, Natrium: 800mg

- Benötigte Zeit: 20 Minuten
- Aushärtungszeit: 30 Min.
- Reicht für: 4

Zutaten:

- 4 große Paprikaschoten, halbiert und entkernt
- 185 g Quinoa, gekocht
- 500 g gemahlener Truthahn
- 1 Zwiebel, gehackt
- 2 Knoblauchzehen, gehackt
- 1 Dose schwarze Bohnen (400 g), abgetropft und abgespült
- 150 g Maiskörner
- 5 g Kreuzkümmel
- 5 g Chilipulver
- Salz und Pfeffer nach Geschmack
- 240ml Tomatensauce
- 120 g Cheddar-Käse, geraspelt
- Frischer Koriander

Wegbeschreibung:

1. Den Backofen auf 180 Grad Celsius vorheizen.
2. Das Putenhackfleisch mit Salz und Pfeffer würzen und zusammen mit der Zwiebel und dem Knoblauch in einer Pfanne anbraten.
3. Schwarze Bohnen, Mais, Kreuzkümmel, Chilipulver, gekochte Quinoa, Salz und Pfeffer sollten zu diesem Zeitpunkt untergemischt werden.
4. Die Koaleszenz in die halbierten Paprikaschoten löffeln.
5. Bevor Sie die gefüllten Paprikaschoten mit Cheddar-Käse belegen, übergießen Sie sie mit Tomatensauce.
6. Den Käse im Ofen schmelzen und 25 bis 30 Minuten lang blubbern lassen.
7. Vor dem Servieren mit gehacktem frischem Koriander garnieren.

Nährwertangaben: Kcals: 420, Eiweiß: 35g, Fett: 15g, Kohlenhydrate: 40g, Zucker: 8g, Ballaststoffe: 10g, Natrium: 600mg

- ·Benötigte Zeit: 10 Minuten
- Aushärtungszeit: 25 Min.
- Reicht für: 4

Zutaten:

- 30 ml Olivenöl
- 1 Zwiebel, fein gehackt
- 3 Knoblauchzehen, gehackt
- 15 g Ingwer, gerieben
- 20 g Currypulver
- 1 Dose Kichererbsen (400 g), abgetropft und abgespült
- 1 Dose 400ml Kokosnussmilch
- 30 g Babyspinat
- Salz und Pfeffer nach Geschmack
- Frischer Koriander

Wegbeschreibung:

1. Das Olivenöl in einer großen Pfanne erhitzen. Knoblauch, Ingwer und Zwiebel hineingeben und braten, bis sie duften.
2. Ein oder zwei Minuten lang das Currypulver untermischen.
3. Die Kokosmilch und die Kichererbsen einrühren. Die Hitze reduzieren und zehn bis fünfzehn Minuten lang köcheln lassen.
4. Den Babyspinat dazugeben und schwenken, bis er verwelkt.
5. Mit etwas Salz und Pfeffer abschmecken. Etwas frischen Koriander zum Garnieren hinzufügen.
6. Mit braunem Reis oder Quinoa garnieren und servieren.

Nährwertangaben: Kcals: 380, Eiweiß: 10g, Fett: 25g, Kohlenhydrate: 30g, Zucker: 5g, Ballaststoffe: 8g, Natrium: 700mg

- Benötigte Zeit: 15 Minuten
- Aushärtungszeit: 10 Minuten
- Reicht für: 2

Zutaten:

- 200 g Garnelen, geschält und entdarmt
- 1 Bund Spargel, geputzt und in 2-Zoll-Stücke geschnitten
- 30ml Sojasauce
- 15 ml Austernsauce
- 15ml Sesamöl
- 15ml Reisessig
- 15 ml Hoisin-Sauce
- 15 ml Olivenöl
- 2 Knoblauchzehen, gehackt
- 5 g Ingwer, gerieben
- Sesamsamen

Wegbeschreibung:

1. Die Sojasauce, die Austernsauce, das Sesamöl, der Reisessig und die Hoisin-Sauce sollten in einer Schüssel vermischt werden.
2. In einer großen Pfanne oder einem Wok das Olivenöl erhitzen. Etwas Ingwer und Knoblauch hineingeben.
3. Die Garnelen braten, bis sie rosa werden.
4. Sobald der Spargel knusprig ist, geben Sie ihn zum Rührbraten und kochen ihn weiter.
5. Die Garnelen und den Spargel mit der Sauce vermischen. Gründlich durch Schwenken bedecken.
6. Mit Sesamsamen garniert servieren.

Nährwertangaben: Kcals: 320, Eiweiß: 25g, Fett: 18g, Kohlenhydrate: 15g, Zucker: 5g, Ballaststoffe: 5g, Natrium: 1200mg

- Benötigte Zeit: 15 Minuten
- Aushärtungszeit: 15 Min.
- Reicht für: 4

Zutaten:

- 500 g Hähnchenbrust, in Würfel geschnitten
- 60 ml Olivenöl
- 30 ml Zitronensaft
- 5 g getrockneter Oregano
- 2 Knoblauchzehen, gehackt
- Salz und Pfeffer nach Geschmack
- Kirschtomaten und rote Zwiebeln zum Aufspießen
- Tzatziki-Sauce zum Servieren

Wegbeschreibung:

1. Olivenöl, Zitronensaft, getrockneter Oregano, Knoblauch, Salz und Pfeffer in einem Topf verrühren.
2. Die Hähnchenwürfel mindestens eine Viertelstunde lang in der Marinade marinieren.
3. Spießen Sie Scheiben von roten Zwiebeln, Kirschtomaten und mariniertes Hähnchen auf.
4. Das Hähnchen aufspießen und 10 bis 15 Minuten lang grillen, bis es gar ist.
5. Mit Tzatziki-Sauce servieren.

Nährwertangaben: Kcals: 280, Protein: 25g, Fett: 18g, Kohlenhydrate: 5g, Zucker: 2g, Ballaststoffe: 1g, Natrium: 400mg

22. Gurkensalat mit Thunfisch

- Benötigte Zeit: 10 Minuten
- Aushärtungszeit: 0 Minuten
- Reicht für: 2

Zutaten:

- 2 Salatgurken, in dünne Scheiben geschnitten
- 2 Dosen Thunfisch à 200 g, abgetropft
- 60 g rote Zwiebel, dünn gehackt
- 30 g Kalamata-Oliven, gehackt
- 60 ml Olivenöl
- 30ml Rotweinessig
- 5 g getrockneter Oregano
- Salz und Pfeffer nach Geschmack
- Feta-Käse

Wegbeschreibung:

1. Thunfisch, Oliven, rote Zwiebeln und Salatgurken in einer Schüssel vermischen.
2. Für das Dressing das Olivenöl, den Rotweinessig, den getrockneten Oregano, das Salz und den Pfeffer in einer normalen Auflaufform verrühren.
3. Den Salat vorsichtig mit dem Dressing vermischen.
4. Zerbröckelter Feta-Käse ist eine schöne Beilage.

Nährwertangaben:

Kcals: 320, Eiweiß: 30g, Fett: 18g, Kohlenhydrate: 10g, Zucker: 5g, Ballaststoffe: 3g, Natrium: 700mg

23. Ratatouille mit Quinoa

- Benötigte Zeit: 20 Minuten
- Aushärtungszeit: 30 Min.
- Reicht für: 4

Zutaten:

- 1 Aubergine, gehackt
- 1 Zucchini, geschält
- 1 gelbe Paprikaschote, gehackt
- 1 rote Zwiebel, gehackt
- 3 Knoblauchzehen, gehackt
- 1 Dose 400 g gehackte Tomaten
- 30ml Tomatenmark

- 5 g getrockneter Thymian
- 5 g getrockneter Rosmarin
- Salz und Pfeffer nach Geschmack
- 185 g Quinoa, gekocht
- Frisches Basilikum

Wegbeschreibung:

1. In einer großen Pfanne Knoblauch, rote Zwiebeln, Paprika, Auberginen und Zucchini anbraten, bis das Gemüse weich ist.
2. Tomatenmark, Thymian, Rosmarin, Salz und Pfeffer zusammen mit den pürierten Tomaten hinzugeben. Die Hitze reduzieren und zehn bis fünfzehn Minuten lang köcheln lassen.
3. Gekochte Quinoa mit Ratatouille anrichten.
4. Vor dem Servieren mit frischem Basilikum garnieren.

Nährwertangaben: Kcals: 320, Eiweiß: 10g, Fett: 8g, Kohlenhydrate: 55g, Zucker: 12g, Ballaststoffe: 12g, Natrium: 700mg

24. Chili aus Truthahn und schwarzen Bohnen

- Benötigte Zeit: 15 Minuten
- Aushärtungszeit: 30 Min.
- Reicht für: 6

Zutaten:

- 500 g gemahlener Truthahn
- 1 Zwiebel, gehackt
- 2 Paprikaschoten, gehackt
- 3 Knoblauchzehen, gehackt
- 2 Dosen schwarze Bohnen à 400 g, abgetropft und abgespült
- 1 Dose 400 g gehackte Tomaten
- 30 g Chilipulver
- 5 g Kreuzkümmel
- 5 g Paprika
- Salz und Pfeffer nach Geschmack
- Frischer Koriander

Wegbeschreibung:

1. Truthahnhackfleisch, Paprika, Knoblauch und Zwiebel in einem großen Topf anbraten.
2. Mit schwarzen Bohnen, gehäuteten Tomaten, Kreuzkümmel, Paprika, Chilipulver, Salz und Pfeffer würzen. Durch Rühren zusammenfügen.
3. Lassen Sie das Chili 20 bis 25 Minuten köcheln, damit sich die Aromen verbinden und die Masse eindicken kann.
4. Heiß, mit frischem Koriander bestreuen und abschmecken.

Nährwertangaben: Kcals: 380, Eiweiß: 25g, Fett: 15g, Kohlenhydrate: 40g, Zucker: 8g, Ballaststoffe: 12g, Natrium: 800mg

25. Caprese-Salat-Spieße

- Benötigte Zeit: 10 Minuten
- Aushärtungszeit: 0 Minuten
- Reicht für: 4

Zutaten:

- 1 Esslöffel Kirschtomaten
- 200 g Mozzarellakugeln
- Frische Basilikumblätter
- Balsamico-Glasur zum Beträufeln

Wegbeschreibung:

1. Aufgespießte Mozzarellakugeln, Kirschtomaten und frische Basilikumblätter.
2. Das Fleisch aufspießen und zum Servieren auf einen Teller legen.
3. Kurz vor dem Servieren mit Balsamico-Glasur übergießen.

Nährwertangaben: Kcals: 180, Protein: 12g, Fett: 12g, Kohlenhydrate: 10g, Zucker: 5g, Ballaststoffe: 2g, Natrium: 300mg

26. Gebackener Kabeljau mit mediterraner Salsa

- Benötigte Zeit: 15 Minuten

- Aushärtungszeit: 20 Min.
- Reicht für: 2

Zutaten:

- 2 Kabeljaufilets
- 15 ml Olivenöl
- 5 g getrockneter Oregano
- Salz und Pfeffer nach Geschmack

Mediterrane Salsa:

- 150 g Kirschtomaten, 1/2 Gurke, 30 g rote Zwiebel, 30 ml Olivenöl, 15 ml Balsamico-Essig, 15 g Kalamata-Oliven, gehackt, frische Petersilie

Wegbeschreibung:

1. Den Backofen auf 200°C vorheizen.
2. Legen Sie die Fischfilets auf eine flache Pfanne. Olivenöl, getrockneten Oregano, Salz und Pfeffer darüber träufeln.
3. Der Fisch sollte nach etwa 15 bis 20 Minuten im Ofen durchgebraten sein und sich leicht lösen.
4. Die Zutaten für die mediterrane Salsa zusammenstellen: gehackte Gurke, rote Zwiebel, Olivenöl, Balsamico-Essig und Kalamata-Oliven. Beiseite stellen, während der Fisch backt.
5. Den gegarten Fisch mit frischer Petersilie garnieren und mit mediterraner Salsa anrichten.

Nährwertangaben: Kcals: 320, Eiweiß: 25g, Fett: 18g, Kohlenhydrate: 15g, Zucker: 5g, Ballaststoffe: 4g, Natrium: 400mg

- Benötigte Zeit: 15 Minuten
- Aushärtungszeit: 15 Min.
- Reicht für: 4

Zutaten:

- 185 g Quinoa, gekocht
- 1 Dose schwarze Bohnen (400 g), abgetropft und abgespült
- 150 g Maiskörner
- 150 g Kirschtomaten, halbiert
- 1 Avocado, gehackt
- 60 g rote Zwiebel, fein gehackt
- Frischer Koriander
- Limettenspalten zum Servieren

Wegbeschreibung:

1. Quinoa anbraten und Maiskörner, schwarze Bohnen, Kirschtomaten, Avocado und rote Zwiebeln in eine Schüssel geben.
2. Vorsichtig mischen, bis die Masse zusammenfließt.
3. Mit Limettenspalten zum Auspressen und gehacktem frischem Koriander garniert servieren.

Nährwertangaben: Kcals: 380, Eiweiß: 15g, Fett: 15g, Kohlenhydrate: 50g, Zucker: 5g, Ballaststoffe: 12g, Natrium: 600mg

28. Mediterraner Kichererbsensalat

- Benötigte Zeit: 10 Minuten
- Aushärtungszeit: 0 Minuten
- Reicht für: 4

Zutaten:

- 2 Dosen Kichererbsen à 400 g, abgetropft und abgespült
- 1 Salatgurke, gehackt

- 150 g Kirschtomaten, halbiert
- 60 g rote Zwiebel, fein gehackt
- 30 g Kalamata-Oliven, gehackt
- 60 ml Olivenöl
- 30ml Rotweinessig
- 5 g getrockneter Oregano
- Salz und Pfeffer nach Geschmack
- Feta-Käse

Wegbeschreibung:

1. Kichererbsen, Gurken, Kirschtomaten, rote Zwiebeln und Kalamata-Oliven in einer großen Schüssel vermischen.
2. Für das Dressing das Olivenöl, den Rotweinessig, den getrockneten Oregano, das Salz und den Pfeffer in einer normalen Auflaufform verrühren.
3. Den Salat vorsichtig mit dem Dressing vermischen.
4. Vorbereitung zum Servieren: mit zerbröckeltem Feta-Käse bestreuen.

Nährwertangaben: Kcals: 320, Eiweiß: 15g, Fett: 18g, Kohlenhydrate: 30g, Zucker: 5g, Ballaststoffe: 8g, Natrium: 800mg

29. Tomaten-Basilikum-Zoodle-Salat

- Benötigte Zeit: 10 Minuten
- Aushärtungszeit: 0 Minuten
- Reicht für: 2

Zutaten:

- 2 Zucchini, spiralisiert zu Zoodles
- 150 g Kirschtomaten, halbiert
- 60ml Balsamico-Essig
- 30 ml Olivenöl
- Frische Basilikumblätter
- Salz und Pfeffer nach Geschmack
- Feta-Käse wahlweise

Wegbeschreibung:

1. Dann einige Kirschtomaten und Zoodles dazugeben.
2. Das Olivenöl und den Balsamico-Essig in einer separaten Schüssel mit einem Schneebesen verrühren, damit sie sich verbinden.
3. Die Zoodles mit dem Dressing vermischen. Gründlich durch Schwenken verteilen.
4. Den Salat mit den zerrissenen frischen Basilikumblättern mischen. Mit etwas Salz und Pfeffer abschmecken.
5. Nach Belieben mit Feta-Käse bestreuen und servieren.

Nährwertangaben: Kcals: 160, Protein: 4g, Fett: 12g, Kohlenhydrate: 12g, Zucker: 8g, Ballaststoffe: 3g, Natrium: 100mg

30. Putengeschnetzeltes mit Gemüse

- Benötigte Zeit: 15 Minuten
- Aushärtungszeit: 20 Min.
- Reicht für: 4

Zutaten:

- 500 g gemahlener Truthahn
- 15 ml Olivenöl
- 1 Zwiebel, gehackt
- 2 Paprikaschoten, gehackt
- 2 Zucchinis, gehackt
- 3 Knoblauchzehen, gehackt
- 5 g getrocknete italienische Kräuter
- Salz und Pfeffer nach Geschmack
- Frische Petersilie

Wegbeschreibung:

1. Das Putenfleisch zerkleinern und in einer großen Pfanne mit Olivenöl anbraten.
2. Knoblauch, Paprika, Zucchini und gehackte Zwiebeln hinzugeben. Sautieren Sie das Gemüse, bis es weich ist.
3. Mit Salz und Pfeffer bestreuen und getrocknete italienische Kräuter hinzufügen.
4. Vor dem Servieren mit frischer Petersilie bestreuen.

Nährwertangaben: Kcals: 320, Eiweiß: 25g, Fett: 18g, Kohlenhydrate: 15g, Zucker: 5g, Ballaststoffe: 4g, Natrium: 600mg

31. Gegrillte Shrimps und Gemüsespieße

- Benötigte Zeit: 20 Minuten
- Aushärtungszeit: 10 Minuten
- Reicht für: 2

Zutaten:

- 200 g Garnelen, geschält und entdarmt
- 1 Zucchini, geschält
- 1 rote Paprikaschote, gehackt
- 1 gelbe Paprikaschote, gehackt
- 1 rote Zwiebel, gehackt
- 60 ml Olivenöl
- 30 ml Zitronensaft
- 2 Knoblauchzehen, gehackt
- 5 g getrockneter Oregano
- Salz und Pfeffer nach Geschmack

Wegbeschreibung:

1. Knoblauch, Zitronensaft, Olivenöl, getrockneten Oregano, Salz und Pfeffer in eine Schüssel geben und verrühren.
2. Gemüse und Garnelen auf Spieße stecken.
3. Die Spieße mit dem Olivenöl bestreichen.
4. Die Garnelen 5 Minuten pro Seite garen, oder bis sie undurchsichtig werden.
5. Heiß ist am besten.

Nährwertangaben: Kcals: 280, Protein: 20g, Fett: 18g, Kohlenhydrate: 15g, Zucker: 5g, Ballaststoffe: 4g, Natrium: 400mg

- Benötigte Zeit: 15 Minuten
- Aushärtungszeit: 25 Min.
- Reicht für: 4

Zutaten:

- 1 große Aubergine, gehackt
- 200 g rote Linsen, abgespült
- 1 Zwiebel, gehackt
- 3 Knoblauchzehen, gehackt
- 15 g Currypulver
- 5 g Kreuzkümmel
- 1 Dose 400ml Kokosnussmilch
- 1 Dose 400 g gehackte Tomaten
- Salz und Pfeffer nach Geschmack
- Frischer Koriander

Wegbeschreibung:

1. Die roten Linsen, den Knoblauch, die Zwiebel und die gehackte Aubergine in einem Topf anbraten, bis die Aubergine weich ist.
2. Wenn Kreuzkümmel und Currypulver zu duften beginnen, unterrühren.
3. Einige Tomaten raspeln und etwas Kokosmilch hinzufügen. Die Hitze reduzieren und zwanzig bis fünfundzwanzig Minuten lang köcheln lassen.
4. Mit etwas Salz und Pfeffer abschmecken.
5. Vor dem Servieren mit gehacktem frischem Koriander garnieren.

Nährwertangaben: Kcals: 380, Eiweiß: 15g, Fett: 18g, Kohlenhydrate: 45g, Zucker: 8g, Ballaststoffe: 15g, Natrium: 700mg

33. Salatblätter mit Truthahn und Preiselbeeren

- Benötigte Zeit: 15 Minuten
- Aushärtungszeit: 10 Minuten
- Reicht für: 4

Zutaten:

- 500 g gemahlener Truthahn
- 15 ml Olivenöl
- 1 Zwiebel, gehackt
- 120 ml zuckerarme Preiselbeersauce
- 5 g getrockneter Salbei
- Salz und Pfeffer nach Geschmack
- Eisbergsalatblätter zum Einwickeln

Wegbeschreibung:

1. Das Putenhackfleisch mit Olivenöl in einer Pfanne anbraten.
2. Die gehackten Zwiebeln kochen, bis sie weich werden.
3. Salz, Pfeffer, getrockneten Salbei und Preiselbeersauce hinzufügen und umrühren. Alles aufwärmen.
4. Die Truthahnmasse vorsichtig auf die Blätter des Eisbergsalats schöpfen.
5. Verwendung als Umhüllung.

Nährwertangaben: Kcals: 320, Eiweiß: 25g, Fett: 18g, Kohlenhydrate: 15g, Zucker: 8g, Ballaststoffe: 2g, Natrium: 400mg

34. Gefüllte Paprikaschoten mit Linsen und Pilzen

- Benötigte Zeit: 20 Minuten
- Aushärtungszeit: 30 Min.
- Reicht für: 4

Zutaten:

- 4 große Paprikaschoten, halbiert und entkernt
- 200 g grüne Linsen, gekocht
- 200 g Champignons, fein gehackt
- 1 Zwiebel, gehackt
- 2 Knoblauchzehen, gehackt
- 5 g getrockneter Thymian
- 5 g getrockneter Rosmarin
- Salz und Pfeffer nach Geschmack

- 1 Dose 400 g gehackte Tomaten
- 120ml Gemüsebrühe
- Frische Petersilie

Wegbeschreibung:

1. Den Backofen auf 180 Grad Celsius vorheizen.
2. Um die Pilze, die Zwiebel und den Knoblauch weich zu bekommen, braten Sie sie in einer Pfanne an.
3. Salz, Pfeffer, getrockneter Thymian und Rosmarin werden zusammen mit den gekochten Linsen untergerührt.
4. Die Linsen- und Pilzmischung sollte in jede Seite der Paprika gefüllt werden.
5. Die Gemüsebrühe mit den gehackten Tomaten in einer Schüssel zusammenführen. Mit den gefüllten Paprikaschoten belegen.
6. Um die Paprika zart zu machen, 25 bis 30 Minuten backen.
7. Vor dem Servieren mit frischer Petersilie bestreuen.

Nährwertangaben: Kcals: 320, Eiweiß: 15g, Fett: 5g, Kohlenhydrate: 55g, Zucker: 12g, Ballaststoffe: 12g, Natrium: 800mg

35. Griechisches Hähnchen und Gemüsepfanne

- Benötigte Zeit: 15 Minuten
- Aushärtungszeit: 20 Min.
- Reicht für: 4

Zutaten:

- 500 g Hähnchenbrust, zerlegt
- 15 ml Olivenöl
- 1 rote Paprikaschote, gehackt
- 1 gelbe Paprikaschote, gehackt
- 1 Zucchini, geschält
- 150 g Kirschtomaten, halbiert
- 2 Knoblauchzehen, gehackt
- 5 g getrockneter Oregano
- Salz und Pfeffer nach Geschmack
- Feta-Käse

- Frische Petersilie

Wegbeschreibung:

1. Etwas Olivenöl in einer Pfanne erhitzen und das Hühnerfleisch darin braten, bis es gar ist.
2. Mit Salz und Pfeffer würzen, dann Zucchini, Kirschtomaten, rote und gelbe Paprika, Knoblauch und getrockneten Oregano untermischen.
3. Wenn das Gemüse weich ist und das Hähnchen mit den Gewürzen bedeckt ist, kochen Sie es noch eine Weile weiter.
4. Mit frischer Petersilie und zerbröckeltem Feta-Käse garniert servieren.

Nährwertangaben: Kcals: 300, Eiweiß: 30g, Fett: 12g, Kohlenhydrate: 15g, Zucker: 8g, Ballaststoffe: 5g, Natrium: 600mg

36. Kohl und Putengeschnetzeltes

- Benötigte Zeit: 15 Minuten
- Aushärtungszeit: 15 Min.
- Reicht für: 4

Zutaten:

- 500 g gemahlener Truthahn
- 15 ml Olivenöl
- 1 Standardkohl, zerkleinert
- 2 Möhren, in Scheiben geschnitten
- 2 Knoblauchzehen, gehackt
- 5 g gemahlener Kreuzkümmel
- 5 g geräucherter Paprika
- Salz und Pfeffer nach Geschmack
- Frischer Koriander

Wegbeschreibung:

1. In einer großen Pfanne das Putenhackfleisch in Olivenöl anbraten.
2. Zerkleinerten Kohl, in Scheiben geschnittene Karotten, Knoblauch, gemahlenen Kreuzkümmel, rauchiges Paprikapulver, Salz und Pfeffer in die Mischung

einarbeiten.

3. Truthahn und Kohl bei mittlerer Hitze unter gelegentlichem Wenden köcheln lassen, bis der Kohl verwelkt und das Geflügel durchgebraten ist.
4. Sie können die Gewürze nach eigenem Ermessen anpassen.
5. Vor dem Servieren mit frisch gehacktem Koriander garnieren.

Nährwertangaben: Kcals: 320, Eiweiß: 25g, Fett: 18g, Kohlenhydrate: 20g, Zucker: 8g, Ballaststoffe: 8g, Natrium: 600mg

37. Truthahn-Süßkartoffel-Haschee

- Benötigte Zeit: 20 Minuten
- Aushärtungszeit: 20 Min.
- Reicht für: 4

Zutaten:

- 500 g gemahlener Truthahn
- 2 Süßkartoffeln, geschält
- 1 Zwiebel, gehackt
- 2 Knoblauchzehen, gehackt
- 5 g gemahlener Kreuzkümmel
- 5 g Chilipulver
- Salz und Pfeffer nach Geschmack
- Frische Petersilie
- Spiegeleier zum Servieren optional

Wegbeschreibung:

1. Das Putenhackfleisch in einer großen Pfanne gut anbraten.
2. Geben Sie Süßkartoffelpüree, Knoblauch, Zwiebeln, Kreuzkümmel, Chilipulver und weitere Kräuter Ihrer Wahl dazu.
3. Achten Sie darauf, dass die Süßkartoffeln zart sind und der Truthahn alle Aromen aufsaugt, indem Sie ihn lange genug kochen.
4. Nach Belieben mit Spiegeleiern servieren und mit gehackter frischer Petersilie garnieren.

Nährwertangaben: Kcals: 350, Eiweiß: 25g, Fett: 15g, Kohlenhydrate: 35g, Zucker: 8g, Ballaststoffe: 6g, Natrium: 600mg

38. Tacos aus Blumenkohl und Kichererbsen

- Benötigte Zeit: 20 Minuten
- Aushärtungszeit: 15 Min.
- Reicht für: 4

Zutaten:

- 1 Kopf Blumenkohl, in Röschen geschnitten
- 1 Dose Kichererbsen (400 g), abgetropft und abgespült
- 30 ml Olivenöl
- 5 g Kreuzkümmel
- 5 g geräucherter Paprika
- 2 g Knoblauchpulver
- Salz und Pfeffer nach Geschmack
- 8 Standard-Maistortillas
- Avocado-Scheiben
- Frischer Koriander

Wegbeschreibung:

1. Backofen auf 200°C vorheizen.
2. Kichererbsen und Blumenkohlröschen mit Olivenöl, Kreuzkümmel, Knoblauchpulver, geräuchertem Paprika, Salz und Pfeffer in eine Schüssel geben. Durchschwenken, damit sie zusammenwachsen.
3. Damit die Kichererbsen knusprig und der Blumenkohl goldgelb werden, rösten Sie sie etwa fünfzehn bis zwanzig Minuten lang im Ofen.
4. Die warmen Maistortillas mit der Mischung aus gerösteten Kichererbsen und Blumenkohl füllen.
5. Schneiden Sie eine Avocado in Scheiben und garnieren Sie sie mit gehacktem Koriander.

Nährwertangaben: Kcals: 280, Protein: 10g, Fett: 12g, Kohlenhydrate: 35g, Zucker: 5g, Ballaststoffe: 10g, Natrium: 400mg

Abendessen-Rezepte

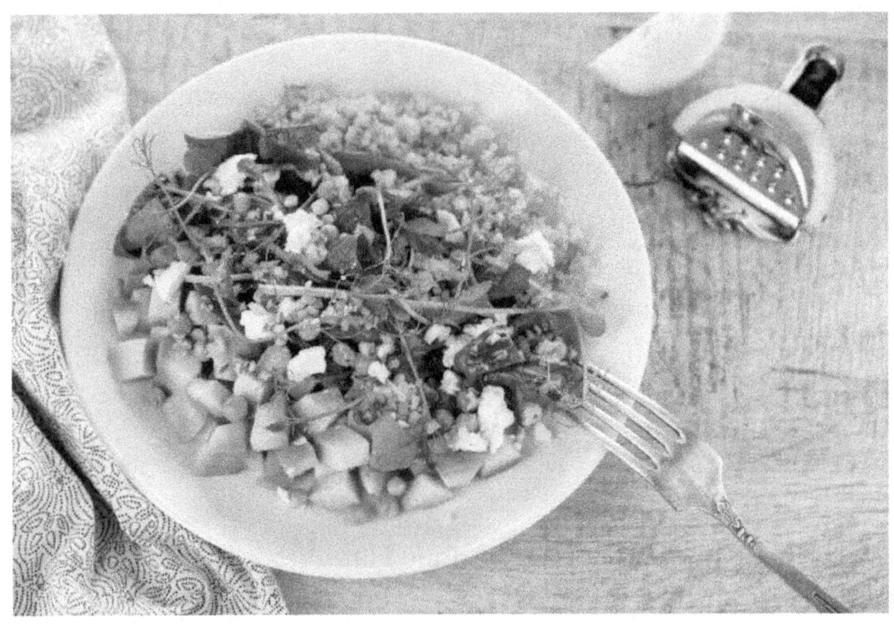

39. Gebackener Lachs mit Dill und Zitrone

- Benötigte Zeit: 10 Minuten
- Aushärtungszeit: 15 Min.
- Reicht für: 2

Zutaten:

- 2 Lachsfilets
- 30 ml Olivenöl
- 15 g frischer Dill, gehackt
- 1 Zitrone, geschält
- Salz und Pfeffer nach Geschmack

Wegbeschreibung:

1. Den Backofen auf 200°C vorheizen.
2. Die Lachsfilets gleichmäßig auf einem Backblech ausbreiten.
3. Etwas Olivenöl hinzugeben, dann mit Salz, Pfeffer und frischem Dill bestreuen. Mit mehr Olivenöl abschmecken.

4. Mit Zitronenscheiben garnieren.
5. Der Lachs sollte 12-15 Minuten lang gebacken werden, oder bis er sich mit einer Gabel leicht lösen lässt.

Nährwertangaben: Kcals: 300, Eiweiß: 25g, Fett: 20g, Kohlenhydrate: 2g, Zucker: 0g, Ballaststoffe: 1g, Natrium: 150mg

40. Gebackenes Hähnchen mit Rosmarin und Knoblauch

- Benötigte Zeit: 10 Minuten
- Aushärtungszeit: 25 Min.
- Reicht für: 4

Zutaten:

- 4 Hühnerbrüste ohne Knochen und ohne Haut
- 30 ml Olivenöl
- 10 g frischer Rosmarin, gehackt
- 4 Knoblauchzehen, gehackt
- Salz und Pfeffer nach Geschmack

Wegbeschreibung:

1. Backofen auf 200°C vorheizen.
2. Die Hähnchenbrüste auf eine Auflaufform legen, um sie zum Backen vorzubereiten.
3. Zum Schluss mit etwas Olivenöl beträufeln und mit frischem Rosmarin, zerdrücktem Knoblauch, Salz und Pfeffer würzen.
4. Um eine Innentemperatur von 165 Grad zu erreichen, backen Sie das Huhn 20 bis 25 Minuten lang.

Nährwertangaben: Kcals: 280, Protein: 30g, Fett: 15g, Kohlenhydrate: 1g, Zucker: 0g, Ballaststoffe: 0g, Natrium: 120mg

- Benötigte Zeit: 10 Minuten
- Aushärtungszeit: 20 Min.
- Reicht für: 4

Zutaten:

- 500 g Rosenkohl, geputzt und halbiert
- 30 ml Olivenöl
- 30ml Balsamico-Glasur
- Salz und Pfeffer nach Geschmack

Wegbeschreibung:

1. Backofen auf 200°C vorheizen.
2. Bevor Sie mit Salz und Pfeffer würzen, schwenken Sie den Rosenkohl in Olivenöl.
3. Verteilen Sie sie gleichmäßig auf einem Backblech.
4. Die Haut sollte goldbraun und knusprig sein, also 20 Minuten bei hoher Temperatur garen.
5. Kurz vor dem Servieren ein wenig Balsamico-Glasur darüber geben.

Nährwertangaben: Kcals: 120, Protein: 4g, Fett: 7g, Kohlenhydrate: 14g, Zucker: 4g, Ballaststoffe: 5g, Natrium: 30mg

42. Gefüllte Hühnerbrust mit Spinat und Ziegenkäse

- Benötigte Zeit: 15 Minuten
- Aushärtungszeit: 25 Min.
- Reicht für: 2

Zutaten:

- 2 Hühnerbrüste ohne Knochen und ohne Haut
- 30 g frischer Spinat
- 60 g Ziegenkäse
- 15 ml Olivenöl

- Salz und Pfeffer nach Geschmack

Wegbeschreibung:

1. Den Backofen auf 200°C vorheizen.
2. Die Hähnchenbrüste in zwei Hälften teilen und mit Schmetterlingen belegen.
3. Mit etwas Salz und Pfeffer abschmecken.
4. Babyspinat sanft kochen, bis er welk wird.
5. Den sautierten Spinat auf jede Hähnchenbrust legen, nachdem der Ziegenkäse auf einer Seite verteilt wurde.
6. Verwenden Sie Zahnstocher, um die Hühnerbrüste nach dem Falten zu fixieren.
7. Bevor Sie das Huhn in den Ofen schieben, braten Sie es in einer ofenfesten Pfanne mit Olivenöl von beiden Seiten an.
8. Nach 20 bis 25 Minuten, oder bis das Hähnchen durchgebraten ist, die Pfanne in den Ofen stellen.

Nährwertangaben: Kcals: 320, Eiweiß: 35g, Fett: 18g, Kohlenhydrate: 2g, Zucker: 0g, Ballaststoffe: 1g, Natrium: 200mg

43. Mediterranes Quinoa-Gericht

- Benötigte Zeit: 15 Minuten
- Aushärtungszeit: 15 Min.
- Reicht für: 4

Zutaten:

- 185 g Quinoa, gekocht
- 150 g Kirschtomaten, halbiert
- 1 Salatgurke, geschält
- 60 g Kalamata-Oliven, gehackt
- 30 g rote Zwiebel, fein gehackt
- 75 g Feta-Käse, zerbröckelt
- 30 ml Olivenöl
- 15ml Rotweinessig
- 5 g getrockneter Oregano
- Salz und Pfeffer nach Geschmack

Wegbeschreibung:

1. Gekochte Quinoa mit Gurken, Kalamata-Oliven, roten Zwiebeln, Feta-Käse, Kirschtomaten und einer großen Schüssel vermischen.
2. Für das Dressing das Olivenöl, den Rotweinessig, den getrockneten Oregano, das Salz und den Pfeffer in einer normalen Auflaufform verrühren.
3. Die Quinoa mit dem Dressing sanft zusammenfließen lassen.
4. Gekühlt genießen.

Nährwertangaben: Kcals: 320, Eiweiß: 10g, Fett: 18g, Kohlenhydrate: 30g, Zucker: 5g, Ballaststoffe: 8g, Natrium: 700mg

44. Blumenkohl-Brokkoli-Gratin

- Benötigte Zeit: 15 Minuten
- Aushärtungszeit: 25 Min.
- Reicht für: 4

Zutaten:

- 1 Blumenkohl, in Röschen geschnitten
- 1 Brokkoli, in Röschen geschnitten
- 30 g Butter
- 20 g Mehl
- 240ml ungesüßte Mandelmilch
- 100 g Cheddar-Käse, geraspelt
- Salz und Pfeffer nach Geschmack
- Frische Petersilie

Wegbeschreibung:

1. Den Backofen auf 200°C vorheizen.
2. Brokkoli und Blumenkohl dämpfen, bis sie fast knackig sind.
3. Butter in einem Topf bei mittlerer Hitze schmelzen.
4. Das Mehl mit dem Schneebesen einrühren, um eine Paste zu erhalten.
5. Die Mandelmilch nach und nach mit dem Schneebesen einrühren, bis sie sich verbunden hat.
6. Den Cheddar-Käse schmelzen und die Sauce durch Einrühren des Käses

andicken.

7. Mit etwas Salz und Pfeffer abschmecken.
8. In einer Auflaufform den gekochten Brokkoli und Blumenkohl mit der Käsesauce mischen.
9. Bevor die Oberfläche anfängt zu blubbern und golden zu werden, 20 bis 25 Minuten backen.
10. Vor dem Servieren mit frischer Petersilie bestreuen.

Nährwertangaben: Kcals: 280, Protein: 12g, Fett: 20g, Kohlenhydrate: 15g, Zucker: 4g, Ballaststoffe: 6g, Natrium: 300mg

45. Auberginen-Tomaten-Gratin

- Benötigte Zeit: 20 Minuten
- Aushärtungszeit: 30 Min.
- Reicht für: 4

Zutaten:

- 2 Auberginen, gehackt
- 4 Tomaten, gehackt
- 30 ml Olivenöl
- 2 Knoblauchzehen, gehackt
- 5 g getrockneter Thymian
- 100 g Parmesankäse, gerieben
- Salz und Pfeffer nach Geschmack
- Frisches Basilikum

Wegbeschreibung:

1. Den Backofen auf 200°C vorheizen.
2. Zur Vorbereitung abwechselnd Auberginen- und Tomatenscheiben in eine Auflaufform schichten.
3. Mit Olivenöl anschwenken und mit Salz, Pfeffer, zerdrücktem Knoblauch und getrocknetem Thymian würzen.
4. Geriebener Parmesankäse kann darüber gestreut werden.
5. Um zartes Gemüse und eine schöne braune Oberfläche zu erhalten, 25 bis 30 Minuten backen.

6. Kurz vor dem Servieren mit etwas frisch gehacktem Basilikum garnieren.

Nährwertangaben: Kcals: 240, Protein: 8g, Fett: 15g, Kohlenhydrate: 20g, Zucker: 8g, Ballaststoffe: 8g, Natrium: 400mg

46. Lachs-Spargel-Folienpaket

- Benötigte Zeit: 15 Minuten
- Aushärtungszeit: 20 Min.
- Reicht für: 2

Zutaten:

- 2 Lachsfilets
- 1 Bund Spargel, geputzt
- 30 ml Olivenöl
- 2 Knoblauchzehen, gehackt
- Zitronenscheiben
- Salz und Pfeffer nach Geschmack

Wegbeschreibung:

1. Heizen Sie den Ofen auf 200 Grad Celsius vor.
2. Die Lachsfilets nacheinander auf ein Blatt Folie legen.
3. Die Spargelstangen kreisförmig um den Fisch herum anordnen.
4. Mit Olivenöl beträufeln und mit Salz, Pfeffer und zerdrücktem Knoblauch abschmecken.
5. Mit Zitronenscheiben garnieren.
6. Verwenden Sie die Folie, um ein Paket zu formen, indem Sie sie in drei Teile falten.
7. Garen Sie den Fisch etwa 15 bis 20 Minuten lang, bis er gar ist.

Nährwertangaben: Kcals: 320, Eiweiß: 30g, Fett: 20g, Kohlenhydrate: 8g, Zucker: 4g, Ballaststoffe: 4g, Natrium: 150mg

47. Spaghetti Squash mit Tomaten-Basilikum-Sauce

- Benötigte Zeit: 15 Minuten

- Aushärtungszeit: 45 Min.
- Reicht für: 4

Zutaten:

- 1 Spaghettikürbis, halbiert und entkernt
- 30 ml Olivenöl
- 2 Knoblauchzehen, gehackt
- 4 Tomaten, gehackt
- 10 g frisches Basilikum, gehackt
- Salz und Pfeffer nach Geschmack
- Parmesankäse

Wegbeschreibung:

1. Den Backofen auf 200°C vorheizen.
2. Die Hälfte des Spaghettikürbisses mit der geschnittenen Seite nach oben auf eine flache Pfanne legen.
3. Olivenöl, gepresster Knoblauch, Salz und Pfeffer können darüber geträufelt werden.
4. Um einen gabelzarten Kürbis zu erhalten, braten Sie ihn 40 bis 45 Minuten lang.
5. Etwas frisches Basilikum, Salz, Pfeffer und pürierte Tomaten in einen Topf geben. Die Tomaten sautieren, bis sie anfangen, weich zu werden.
6. Für die Nudeln den Spaghettikürbis mit einer Gabel auskratzen.
7. Mit einer Basilikum-Tomatensauce übergießen.
8. Mit Parmesankäse bestreut servieren.

Nährwertangaben: Kcals: 180, Protein: 3g, Fett: 10g, Kohlenhydrate: 22g, Zucker: 8g, Ballaststoffe: 4g, Natrium: 150mg

- Benötigte Zeit: 15 Minuten
- Aushärtungszeit: 10 Minuten
- Reicht für: 4

Zutaten:

- 500 g Garnelen, geschält und entdarmt
- 4 Zucchinis, spiralförmig zu Nudeln geschnitten
- 30ml Sojasauce
- 15ml Sesamöl
- 15ml Reisessig
- 15 ml Hoisin-Sauce
- 2 Knoblauchzehen, gehackt
- 5 g Ingwer, gerieben
- Grüne Zwiebeln
- Sesamsamen

Wegbeschreibung:

1. In einer Schüssel Hoisin-Sauce, Reisessig, geröstetes Sesamöl und Sojasauce vermengen.
2. Erhitzen Sie eine große Pfanne oder einen Wok bei mittlerer bis hoher Hitze.
3. Den Ingwer reiben und den Knoblauch schneiden und zu den Garnelen geben. Darauf achten, dass die Garnelen gut durchgekocht und rosa werden, indem man sie unter Rühren anbrät.
4. Die Zucchininudeln zwei bis drei Minuten im Wok unter Rühren anbraten.
5. Darauf achten, dass die Garnelen und Nudeln mit der Sauce bedeckt sind. Zum Überziehen einfach schwenken.
6. Vor dem Servieren jeden Teller mit geröstetem Sesam und gehackten Frühlingszwiebeln bestreuen.

Nährwertangaben: Kcals: 280, Protein: 25g, Fett: 10g, Kohlenhydrate: 20g, Zucker: 10g, Ballaststoffe: 5g, Natrium: 800mg

- Benötigte Zeit: 15 Minuten
- Aushärtungszeit: 15 Min.
- Reicht für: 4

Zutaten:

- 500 g Hähnchenbrust, gegrillt und zerlegt
- 1 Salatgurke, geschält
- 150 g Kirschtomaten, halbiert
- 75 g Kalamata-Oliven, gehackt
- 100 g Feta-Käse, zerbröckelt
- 30 g rote Zwiebel, dünn gehackt
- 30 ml Olivenöl
- 30ml Rotweinessig
- 5 g getrockneter Oregano
- Salz und Pfeffer nach Geschmack

Wegbeschreibung:

1. Hähnchenbrüste grillen und in Stücke schneiden. In einer großen Schüssel mit gehackten Gurken, Kirschtomaten, Kalamata-Oliven, zerbröckeltem Fetakäse und dünn geschnittenen roten Zwiebeln anrichten.
2. Olivenöl, Rotweinessig, Pfeffer, getrockneter Oregano und Salz in einer Schüssel vermengen.
3. Beträufeln Sie den Salat mit dem Dressing und schwenken Sie ihn.
4. Sobald es gekocht ist, servieren.

Nährwertangaben: Kcals: 320, Eiweiß: 30g, Fett: 18g, Kohlenhydrate: 15g, Zucker: 5g, Ballaststoffe: 3g, Natrium: 600mg

50. Gebackene Aubergine mit Parmesan

- Benötigte Zeit: 20 Minuten
- Aushärtungszeit: 30 Min.
- Reicht für: 4

Zutaten:

- 2 große Auberginen, gehackt
- 100 g Semmelbrösel
- 50 g Parmesankäse, gerieben
- 2 Eier, verquirlt
- 480ml Marinara-Sauce
- 100 g Mozzarella-Käse, geraspelt
- Frisches Basilikum

Wegbeschreibung:

1. Den Backofen auf 200°C vorheizen.
2. Vor dem Bestreuen mit Paniermehl und geriebenem Parmesankäse die Auberginenscheiben in verquirlte Eier tauchen.
3. Die bestrichenen Auberginenscheiben auf einem flachen Teller anrichten.
4. 20 Minuten lang kochen, bis sie knusprig und braun sind.
5. In Scheiben geschnittene gekochte Auberginen, Marinara-Soße und geriebenen Mozzarella-Käse in einer Auflaufform anrichten.
6. Gehen Sie die Schichten noch einmal durch.
7. Weitere 10 Minuten backen, oder bis der Käse zu schmelzen und zu blubbern beginnt.
8. Vor dem Servieren mit frischem Basilikum garnieren.

Nährwertangaben: Kcals: 280, Protein: 15g, Fett: 12g, Kohlenhydrate: 30g, Zucker: 10g, Ballaststoffe: 6g, Natrium: 800mg

51. Paella mit Shrimps und Quinoa

- Benötigte Zeit: 15 Minuten
- Aushärtungszeit: 25 Min.
- Reicht für: 4

Zutaten:

- 500 g Garnelen, geschält und entdarmt
- 185 g Quinoa, ungekocht
- 1 Zwiebel, gehackt

- 2 Paprikaschoten, gehackt 1 rot, 1 gelb
- 3 Knoblauchzehen, gehackt
- 5 g geräucherter Paprika
- 2 g Safranfäden nach Belieben
- 480ml Gemüsebrühe
- 1 Dose 400 g gehackte Tomaten
- Salz und Pfeffer nach Geschmack
- Frische Petersilie

Wegbeschreibung:

1. Quinoa sollte mit kaltem Wasser abgespült werden.
2. Die Garnelen in einer großen Pfanne oder Paellapfanne sautieren, bis sie rosa werden. Herausnehmen und beiseite stellen.
3. Paprika, Zwiebel und Knoblauch in der gleichen Pfanne anbraten, bis sie weich werden.
4. Dann die Safranfäden und den geräucherten Paprika dazugeben.
5. Gehackte Tomaten, Gemüsebrühe, abgespülte Quinoa und unterrühren. Ein paar Minuten lang köcheln lassen.
6. Zugedeckt bei schwacher Hitze 15 bis 20 Minuten kochen, bis die Quinoa weich ist.
7. Die gekochten Garnelen hinzufügen und gut vermischen.
8. Mit etwas Salz und Pfeffer abschmecken.
9. Vor dem Servieren mit frischer Petersilie bestreuen.

Nährwertangaben: Kcals: 350, Eiweiß: 25g, Fett: 10g, Kohlenhydrate: 40g, Zucker: 8g, Ballaststoffe: 6g, Natrium: 800mg

52. Tomaten-Basilikum-Zucchini-Nudeln

- Benötigte Zeit: 10 Minuten
- Aushärtungszeit: 5 Minuten
- Reicht für: 2

Zutaten:

- 4 Zucchinis, spiralförmig zu Nudeln geschnitten
- 30 ml Olivenöl
- 2 Knoblauchzehen, gehackt
- 240ml Kirschtomaten, halbiert
- 10 g frisches Basilikum, gehackt
- 25 g Parmesankäse, gerieben
- Salz und Pfeffer nach Geschmack

Wegbeschreibung:

1. In einer großen Pfanne bei mittlerer Hitze das Olivenöl zum Kochen bringen.
2. Nach dem Anbraten den zerdrückten Knoblauch hinzufügen, bis der Knoblauchduft austritt.
3. Zucchini-Nudeln und Kirschtomaten sind eine tolle Ergänzung für die Pfanne. Um eine zart-knusprige Konsistenz zu erhalten, kochen Sie das Gemüse drei bis fünf Minuten lang.
4. Parmesankäse und frisch gewaschenes Basilikum hinzufügen und umrühren.
5. Vor dem Servieren etwas Salz und Pfeffer darüber streuen.
6. Sobald es gekocht ist, servieren.

Nährwertangaben: Kcals: 180, Protein: 6g, Fett: 14g, Kohlenhydrate: 10g, Zucker: 6g, Ballaststoffe: 3g, Natrium: 200mg

Dessert- und Suppenrezepte

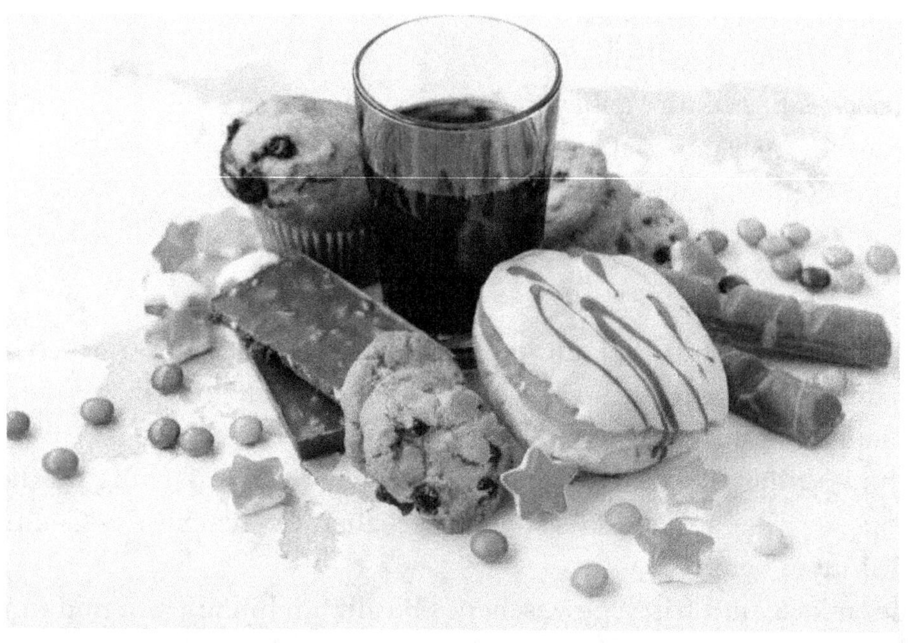

- Benötigte Zeit: 15 Minuten
- Aushärtungszeit: 20 Min.
- Reicht für: 4

Zutaten:

- 12 große Champignons, geputzt und entstielt
- 120 g frischer Spinat, gehackt
- 75 g Feta-Käse, zerbröckelt
- 2 Knoblauchzehen, gehackt
- 30 ml Olivenöl
- Salz und Pfeffer nach Geschmack
- Frische Petersilie

Wegbeschreibung:

1. Den Backofen auf 180 Grad Celsius vorheizen.
2. Während der Spinat verwelkt, den zerdrückten Knoblauch und den Spinat in

einer Pfanne mit etwas Olivenöl kochen.

3. Nach dem Herausnehmen vom Herd etwas zerbröckelten Feta-Käse unterheben.
4. Die Pilzköpfe mit etwas Spinat-Feta-Mischung füllen.
5. Die gefüllten Champignons auf eine flache Schale legen und in einer Schicht anordnen.
6. Nach zehn bis fünfzehn Minuten im Ofen sollten die Pilze weich sein.
7. Vor dem Servieren mit frischer, gehackter Petersilie garnieren.

Nährwertangaben: Kcals: 120, Protein: 6g, Fett: 9g, Kohlenhydrate: 5g, Zucker: 2g, Ballaststoffe: 2g, Natrium: 180mg

54. Gefüllte Avocado mit Caprese

- Benötigte Zeit: 10 Minuten
- Aushärtungszeit: 0 Minuten
- Reicht für: 2

Zutaten:

- 2 Avocados, halbiert und entkernt
- 150 g Kirschtomaten, halbiert
- 125 g frische Mozzarellakugeln
- Frische Basilikumblätter
- Balsamico-Glasur zum Beträufeln
- Salz und Pfeffer nach Geschmack

Wegbeschreibung:

1. Um Platz für die Füllung zu schaffen, schneiden Sie aus der Mitte jeder Avocadohälfte ein kleines Stück Fruchtfleisch heraus.
2. Kirschtomaten, frische Mozzarellakugeln und Basilikumblätter in der gleichen Schüssel vermengen.
3. Jede Avocadohälfte mit einem Löffel Caprese-Salat belegen.
4. Vor dem Servieren mit Balsamico-Glasur beträufeln.
5. Vor dem Servieren etwas Salz und Pfeffer darüber streuen.
6. Sobald es gekocht ist, servieren.

Nährwertangaben: Kcals: 300, Eiweiß: 8g, Fett: 25g, Kohlenhydrate: 15g, Zucker: 5g, Ballaststoffe: 10g, Natrium: 100mg

55. Parfait aus Beeren und Joghurt

- Benötigte Zeit: 10 Minuten
- Montagezeit: 5 Min.
- Reicht für: 2

Zutaten:

- 240 g griechischer Joghurt
- 150 g gemischte Beeren Erdbeeren, Heidelbeeren, Himbeeren
- 50 g Müsli
- 30ml Honig
- Minzblätter

Wegbeschreibung:

1. Stellen Sie ein Parfait her, indem Sie Granola, gemischte Beeren und griechischen Joghurt abwechselnd in einzelne Gläser schichten.
2. Stapeln Sie weiter wie zuvor.
3. Der letzte Schliff ist ein Spritzer Honig.
4. Ein paar Minzblätter für die Präsentation dazugeben.
5. Sobald es gekocht ist, servieren.

Nährwertangaben: Kcals: 320, Eiweiß: 20g, Fett: 10g, Kohlenhydrate: 40g, Zucker: 20g, Ballaststoffe: 6g, Natrium: 80mg

56. Griechischer Joghurt und Beeren-Eis am Stiel

- Benötigte Zeit: 10 Minuten
- Gefrierzeit: 4 Stunden
- Ergibt: 6 Eis am Stiel

Zutaten:

- 480 g griechischer Joghurt

- 150 g gemischte Beeren Erdbeeren, Heidelbeeren, Himbeeren
- 30ml Honig
- 5 ml Vanilleextrakt

Wegbeschreibung:

1. Honig, Vanilleextrakt, gemischte Beeren, griechischen Joghurt und Honig in eine Schüssel geben.
2. Die Mischung in die Eiswürfelformen füllen.
3. Stecken Sie die Stäbchen in das mittlere Loch jeder Form.
4. Nach dem Erstarren mindestens vier Stunden lang in den Gefrierschrank legen.
5. Ein kurzes Abspülen unter warmem Wasser genügt, um die Eisformen zu lösen und zu entfernen.
6. Viel Spaß!

Nährwertangaben: Kcals: 120, Protein: 8g, Fett: 4g, Kohlenhydrate: 15g, Zucker: 10g, Ballaststoffe: 2g, Natrium: 30mg

57. Zartbitterschokolade und Beeren-Smoothie-Gericht

- Benötigte Zeit: 10 Minuten
- Reicht für: 2

Zutaten:

- 2 gefrorene Bananen
- 150 g gemischte Beeren Erdbeeren, Heidelbeeren, Himbeeren
- 120ml Mandelmilch
- 30 g dunkles Kakaopulver
- 15 ml Ahornsirup
- Belag: gehackte Erdbeeren, Blaubeeren, Granola, dunkle Schokoladenraspeln

Wegbeschreibung:

1. Mandelmilch, Ahornsirup, gefrorene Bananen, eine Auswahl an Beeren und Zartbitterschokoladenpulver in einem Mixer vermengen. Mixen, bis die Masse zusammenläuft.
2. Die Zutaten hinzugeben und umrühren, bis sie sich verbunden haben.

3. Es wird empfohlen, den Smoothie in die Teller zu füllen.
4. Vor dem Servieren mit Granola, Erdbeeren, Blaubeeren und Zartbitterschokoladenraspeln garnieren.
5. Sobald es gekocht ist, servieren.

Nährwertangaben: Kcals: 250, Protein: 5g, Fett: 5g, Kohlenhydrate: 50g, Zucker: 30g, Ballaststoffe: 8g, Natrium: 60mg

58. Süßkartoffel-Grünkohl-Haschee

- Benötigte Zeit: 15 Minuten
- Aushärtungszeit: 20 Min.
- Reicht für: 2

Zutaten:

- 2 Süßkartoffeln, geschält und gewürfelt
- 15 ml Olivenöl
- 1 Zwiebel, gehackt
- 60 g Grünkohl, zerkleinert
- 2 Eier, pochiert
- Salz und Pfeffer nach Geschmack
- Paprika

Wegbeschreibung:

1. Das Olivenöl in einer Pfanne bei mittlerer Hitze erwärmen.
2. Die Süßkartoffeln anbraten, bis sie gebräunt und durchgekocht sind, nachdem die Kartoffelwürfel hinzugefügt wurden.
3. Nachdem die Zwiebel weich geworden ist, die gehackte Zwiebel hinzufügen und weiter anbraten.
4. Den Grünkohl köcheln lassen, bis er nach dem Schwenken in der Sauce verwelkt.
5. Etwas von der Süßkartoffel und dem Grünkohl beiseite stellen, um jeden Teller zu garnieren.
6. Auf jeden Teller sollte ein pochiertes Ei gelegt werden.
7. Vor dem Servieren etwas Salz und Pfeffer darüber streuen.
8. Kurz vor dem Servieren mit Paprika garnieren.

Nährwertangaben: Kcals: 320, Eiweiß: 12g, Fett: 10g, Kohlenhydrate: 45g, Zucker: 10g, Ballaststoffe: 8g, Natrium: 150mg

59. Tomaten-Basilikum-Zoodle-Salat

- Benötigte Zeit: 10 Minuten
- Aushärtungszeit: 0 Minuten
- Reicht für: 2

Zutaten:

- 2 Zucchinis, spiralförmig zu Nudeln geschnitten
- 150 g Kirschtomaten, halbiert
- 30 g frisches Basilikum, gehackt
- 30ml Balsamico-Glasur
- 15 ml Olivenöl
- Salz und Pfeffer nach Geschmack
- Parmesankäse

Wegbeschreibung:

1. Zucchini-Zoodles, Kirschtomaten und gehacktes frisches Basilikum sollten in einer Schüssel miteinander vermischt werden.
2. Zum Schluss mit einer Glasur aus Olivenöl und Balsamico-Essig beträufeln.
3. Einfach kurz durchschwenken, um es zu überziehen.
4. Vor dem Servieren etwas Salz und Pfeffer darüber streuen.
5. Vor dem Servieren kann geriebener Parmesankäse darüber gestreut werden.

Nährwertangaben: Kcals: 180, Protein: 5g, Fett: 10g, Kohlenhydrate: 20g, Zucker: 10g, Ballaststoffe: 5g, Natrium: 150mg

60. Blaubeer-Muffins aus Mandelmehl

- Benötigte Zeit: 15 Minuten
- Kochzeit: 25 Min.
- Portion: 2 Muffins

Zutaten:

- 80 Gramm Mandelmehl
- 45 g frische Heidelbeeren
- 1 großes Ei
- 15 g Erythrit oder ein anderer Zuckeraustauschstoff 2,5 g Backpulver
- 2,5 Gramm Vanilleextrakt

Wegbeschreibung:

1. Den Backofen auf 175 °C vorheizen und ein Muffinblech mit Papierförmchen auslegen.
2. Erythrit und Backpulver mit dem Mandelmehl in einer Schüssel schmelzen.
3. In einer anderen Schüssel das Ei und den Vanilleextrakt verquirlen.
4. Für den Teig die trockenen Zutaten langsam mit den feuchten vermischen, bis sie sich vermischen.
5. Nehmen Sie sich Zeit, die Blaubeeren unterzuheben.
6. Jedes Muffinblech zur Hälfte mit Teig füllen.
7. Wenn ein Muffin 20 bis 25 Minuten gebacken ist, sollte ein Zahnstocher in der Mitte sauber herauskommen.
8. Nach 10 Minuten die Muffins aus der Form nehmen und auf einem Gitterrost vollständig abkühlen lassen.

Nährwertangaben: Kcals: 220 Protein: 9g Kohlenhydrate: 10g Ballaststoffe: 5g Fett: 17g Natrium: 80mg

61. Erdbeer-Käsekuchen-Häppchen

- Benötigte Zeit: 20 Minuten
- Gefrierzeit: 1 Stunde
- Portion: 2

Zutaten:

- 4 große Erdbeeren
- 2 Unzen Frischkäse, erweicht
- 15 g Erythrit oder ein anderer Zuckeraustauschstoff 2,5 g Vanilleextrakt
- 15 g gehackte Nüsse (optional)

Wegbeschreibung:

1. Mit einem normalen Löffel oder einem Messer die Erdbeerdeckel entfernen und die Früchte aushöhlen. Beiseite stellen.
2. Erythrit, Vanilleextrakt und erweichten Frischkäse in einer Schüssel gut verrühren.
3. Der Frischkäse sollte in jede Erdbeere gegeben werden.
4. Wenn Sie möchten, können Sie einige gehackte Nüsse darüber streuen.
5. Die Erdbeeren vor dem Servieren mindestens eine Stunde lang kühl stellen, damit der Frischkäse fest wird.
6. Diese Leckerbissen können kalt verzehrt oder auf Zimmertemperatur gebracht werden - Sie haben die Wahl.

Nährwertangaben: Kcals: 110 Protein: 2g Carbs: 5g Fiber: 1g Fat: 9g Natrium: 75mg

62. Mandelbutterkekse

- Benötigte Zeit: 10 Minuten
- Kochzeit: 12 Min.
- Portion: 2

Zutaten:

- 125 Gramm Mandelmehl
- 30 g Stevia oder ein anderes geeignetes Süßungsmittel 2,5 g Backpulver
- Eine Prise Salz
- 30 Gramm Mandelbutter
- 5 Gramm Kokosnussöl, geschmolzen
- 2,5 Gramm Vanilleextrakt

Wegbeschreibung:

1. Bereiten Sie ein Backblech vor, indem Sie es mit Pergamentpapier auslegen und den Ofen auf 175 °C vorheizen.
2. Eine Schüssel ist der beste Ort, um Mandelmehl, Stevia, Backpulver und Salz zu vermengen.
3. Die trockenen Zutaten mit der geschmolzenen Mandelbutter, dem Kokosnussöl und dem Vanilleextrakt vermischen. Rühren, bis ein zusammenhängender Teig entstanden ist.
4. Den Teig in acht gleiche Hälften schneiden. Aus allen Teilen eine Kugel formen.

5. Drücken Sie die Kugeln vorsichtig mit der Handfläche nach unten, während Sie sie auf die vorbereitete flache Pfanne legen.
6. Zehn bis zwölf Minuten im Ofen sollten ausreichen, um die Ränder der Kekse leicht zu bräunen.
7. Die Kekse sollten nach dem Herausnehmen aus dem Ofen einige Minuten auf der flachen Form ruhen und dann auf einem Gitterrost vollständig abkühlen.

Nährwertangaben: Kcals: 210 Protein: 7g Kohlenhydrate: 7g Fiber: 4g Fett: 17g Natrium: 90mg

63. Geröstete Mandeln mit Zimt

- Benötigte Zeit: 5 Minuten
- Kochzeit: 15 Min.
- Portion: 2

Zutaten:

- 125 Gramm rohe Mandeln
- 15 Gramm Olivenöl
- 15 g Erythrit oder ein anderer Zuckeraustauschstoff 5 g Zimt
- Eine Prise Salz

Wegbeschreibung:

1. Legen Sie Pergamentpapier auf einer ebenen Fläche aus und stellen Sie es beiseite. Der Backofen muss auf 175 Grad Celsius vorgeheizt werden.
2. Die Mandeln, das Olivenöl, den Zimt, das Erythrit und das Salz in eine Schüssel geben und umrühren, damit sie sich verbinden.
3. In der vorbereiteten flachen Form sollten die Mandeln in einer einzigen Schicht verteilt sein.
4. Geröstete Mandeln mit nussigem Duft brauchen etwa 15 Minuten im Ofen.
5. Lassen Sie die Mandeln auf Zimmertemperatur kommen, bevor Sie sie servieren.

Nährwertangaben: Kcals: 305 Eiweiß: 10g Kohlenhydrate: 12g Ballaststoffe: 7g Fett: 27g Natrium: 75mg

- Benötigte Zeit: 5 Minuten
- Portion: 2

Zutaten:

- 125 Gramm ungesüßter griechischer Joghurt
- 125 g gemischte Beeren Erdbeeren, Himbeeren, Heidelbeeren 15 g Chiasamen
- 15 g Erythrit oder ein anderer Zuckeraustauschstoff

Wegbeschreibung:

1. Vor dem Servieren den griechischen Joghurt auf zwei Teller verteilen.
2. In die Mitte eines jeden Tellers die Hälfte der gemischten Beeren geben.
3. Jeder Servierteller sollte gleichmäßig mit Erythrit und Chiasamen bestreut werden.
4. Gönnen Sie sich das jetzt.

Nährwertangaben: Kcals: 145 Protein: 14g Kohlenhydrate: 16g Fiber: 5g Fett: 4g Natrium: 40mg

65. Zuckerfreies Schokoladen-Avocado-Mousse

- Benötigte Zeit: 10 Minuten
- Abkühlzeit: 1 Stunde
- Portion: 2

Zutaten:

- 1 reife Avocado
- 30 Gramm ungesüßtes Kakaopulver
- 30 Gramm Mandelmilch
- 30 g Erythrit oder ein anderer Zuckeraustauschstoff 5 g Vanilleextrakt
- Eine Prise Salz

Wegbeschreibung:

1. Die Avocado der Länge nach halbieren, um den Kern freizulegen.
2. Nachdem Sie das Fruchtfleisch der Avocado mit einem Löffel entfernt haben, geben Sie die entsteinte Frucht in einen Mixer.
3. Schokoladenstückchen, Mandelmilch, Salz, Vanilleextrakt und Erythrit in einem Mixer schmelzen. Mixen, bis die Masse zusammenläuft.
4. Gut mischen, bis keine Klumpen mehr vorhanden sind.
5. Warten Sie mindestens eine Stunde, bevor Sie die Mousse auf die beiden Gläser aufteilen und servieren.

Nährwertangaben: Kcals: 170 Protein: 3g Kohlenhydrate: 15g Ballaststoffe: 12g Fett: 15g Natrium: 75mg

Bewegung und Diabetesmanagement

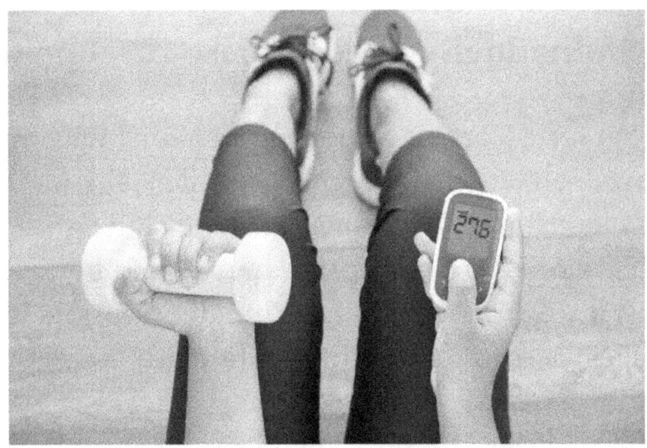

Wenn es um die Behandlung von Diabetes geht, ist regelmäßige körperliche Aktivität von entscheidender Bedeutung. Regelmäßige körperliche Betätigung ist nicht nur etwas, das man tun sollte, weil es einem Spaß macht; sie ist auch für Menschen mit Diabetes und für die Verbesserung ihrer allgemeinen Gesundheit von entscheidender Bedeutung. Die Vorteile gehen weit über die bloße Erhaltung der körperlichen Gesundheit hinaus, wenn wir uns näher mit den Feinheiten dieser wichtigen Komponente befassen.

Bedeutung der körperlichen Aktivität

Wenn es darum geht, Diabetes in den Griff zu bekommen, ist ein Sportprogramm, an das Sie sich halten, entscheidend. Wenn Sie regelmäßig Sport treiben, erhöht sich Ihre Insulinempfindlichkeit, d. h. Ihr Körper kann die aufgenommene Glukose effizienter nutzen. Dies hilft bei der Kontrolle des Blutzuckerspiegels und verringert die Wahrscheinlichkeit einer Insulinresistenz, die bei Diabetikern ein häufiges Problem darstellt.

Körperlich aktiv zu sein, hilft auch bei einem anderen wichtigen Aspekt des Diabetesmanagements: der Erhaltung eines gesunden Gewichts. Ein gesundes Gewicht senkt nicht nur das Risiko von Komplikationen wie Herz-Kreislauf-Erkrankungen, sondern hilft auch bei der Blutzuckerkontrolle.

Da Bewegung wie ein Katalysator wirkt, ist es für Menschen mit Diabetes besonders wichtig, sich auf die Verbesserung ihrer kardiovaskulären Gesundheit durch Bewegung zu konzentrieren. Wichtige Bestandteile einer umfassenden Behandlung für

Diabetespatienten sind die Unterstützung der Blutzirkulation, die Verringerung des Risikos von Herzerkrankungen und die Vereinfachung der Blutdruckregulierung.

Bewegung auf die individuellen Bedürfnisse zuschneiden

Körperliche Aktivität hat viele Vorteile für jeden, aber es ist wichtig, die Methode auf die Bedürfnisse jedes Einzelnen abzustimmen. Das Alter einer Person, ihr derzeitiges Fitnessniveau und ihr allgemeiner Gesundheitszustand sind entscheidende Faktoren, die bei der Entwicklung eines Trainingsprogramms zu berücksichtigen sind. Ein individueller Ansatz ist bei der Diabetesbehandlung von entscheidender Bedeutung, da das Sprichwort "Einheitsgröße für alle" nicht funktioniert.

Körperliche Aktivität, insbesondere aerobes Training, Krafttraining und Beweglichkeitstraining, ist für Menschen mit Diabetes wichtig. Aerobe Aktivitäten, wie zügiges Gehen und Radfahren, verbessern die kardiovaskuläre Gesundheit. Die Muskelfunktion und die Insulinsensitivität werden durch Krafttraining, das auch Widerstandsübungen umfasst, verbessert. Die allgemeine Gesundheit und die Fähigkeit, mit Stress umzugehen - ein wesentlicher Bestandteil des Lebens mit Diabetes - können durch Dehnungsübungen wie Yoga verbessert werden, die auch die Flexibilität erhöhen.

Überwindung von Hindernissen für Bewegung

Die Vorteile regelmäßiger körperlicher Betätigung für Menschen mit Diabetes sind unbestritten, aber es gibt immer noch Hindernisse, die sie davon abhalten. Zu den häufigsten Hindernissen gehören mangelnde Motivation, Zeitmangel und die Angst vor Hypoglykämie. Um diese Herausforderungen zu überwinden, ist ein mehrgleisiger Ansatz erforderlich.

Eine wirksame Strategie besteht darin, körperliche Aktivität in regelmäßige Aktivitäten einzubauen, z. B. die Treppe statt den Aufzug zu nehmen oder kurze, zügige Spaziergänge zu unternehmen, anstatt vor dem Fernseher zu vegetieren. Eine Möglichkeit, sich zu mehr Bewegung zu motivieren, ist die Suche nach sozialer Unterstützung, sei es in Form von Trainingsgruppen oder durch gemeinsames Training mit Freunden. Außerdem sollten Diabetiker eng mit ihrem Arzt zusammenarbeiten, um einen individuellen Trainingsplan zu erstellen, der auf ihre speziellen Bedürfnisse eingeht und ihre eventuellen Probleme berücksichtigt.

Überwachung des Blutzuckerspiegels

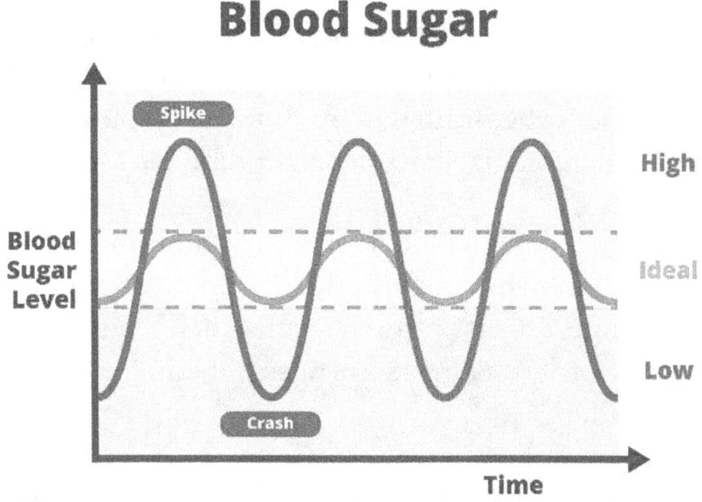

Neben Verhaltensanpassungen, wie z. B. mehr Bewegung, müssen Diabetiker ihren Blutzuckerspiegel sorgfältig überwachen, damit die Krankheit gut kontrolliert werden kann. Eine optimale Kontrolle des Blutzuckerspiegels lässt sich durch informierte Entscheidungen in Bezug auf Ernährung, Medikamente und Lebensstil erreichen, die durch regelmäßige Kontrollen ermöglicht werden.

Techniken der Selbstkontrolle

Aufrechterhaltung des eigenen Blutzuckerspiegels Im Kampf gegen Diabetes ist die SMBG ein wichtiges Instrument. Mit der SMBG können Menschen ihren Blutzuckerspiegel zu verschiedenen Zeitpunkten des Tages überwachen. Mit einer einfachen Blutprobe und modernen Blutzuckermessgeräten, die über eine benutzerfreundliche Oberfläche verfügen, sind schnelle und präzise Messungen möglich.

Um fundierte Entscheidungen zu treffen, muss man seine individuellen Blutzuckermuster kennen. Wenn Menschen mit Diabetes ihren Blutzuckerspiegel regelmäßig überwachen, können sie Muster erkennen, feststellen, was ihre Werte beeinflusst, und ihren Behandlungsplan entsprechend anpassen.

Blutzuckermesswerte verstehen

Um Blutzuckermesswerte richtig interpretieren zu können, muss man die Zielbereiche und die Variablen, die die Blutzuckerkontrolle beeinflussen, genau kennen. Nüchtern-Blutzuckermessungen, die oft morgens vor dem Essen durchgeführt werden, geben Aufschluss darüber, wie der Körper in der Nacht zuvor auf Insulin reagiert hat. Um zu erfahren, wie verschiedene Lebensmittel den Blutzuckerspiegel beeinflussen, ist es hilfreich, Messungen nach den Mahlzeiten oder postprandiale Messungen vorzunehmen.

Wenn der Blutzuckerspiegel über einen längeren Zeitraum hoch bleibt, kann eine Änderung der Ernährung, der Medikamente oder des Sportprogramms erforderlich sein. Eine Hypoglykämie hingegen ist durch gefährlich niedrige Blutzuckerwerte gekennzeichnet und erfordert ein sofortiges medizinisches Eingreifen, um Komplikationen zu vermeiden.

Regelmäßige Vorsorgeuntersuchungen und medizinische Überwachung

Die Selbstkontrolle ist das wichtigste Element der täglichen Diabeteskontrolle, doch sind Routineuntersuchungen und die Überwachung durch medizinisches Fachpersonal ebenso wichtige Bestandteile eines umfassenden Behandlungskonzepts. Der allgemeine Gesundheitszustand einer Person, das Vorhandensein oder Nichtvorhandensein von erwarteten Problemen und die Änderung von Behandlungsplänen, falls erforderlich, sind alles Bereiche, in denen Fachleute, die im Gesundheitswesen tätig sind, ein hohes Maß an Verantwortung tragen.

Patienten, die zur Routineuntersuchung zum Arzt gehen, werden umfassend untersucht. Dazu können auch Blutuntersuchungen gehören, die eine eingehende Überprüfung der Stoffwechselgesundheit ermöglichen. Diese medizinischen Untersuchungen werden in regelmäßigen Abständen durchgeführt. Anhand dieser Untersuchungen kann der derzeitige Behandlungsplan auf seine Wirksamkeit hin überprüft werden, und gegebenenfalls können aufgrund der Ergebnisse der Untersuchung Anpassungen vorgenommen werden.

Die Zusammenarbeit ist sowohl für die Menschen, die mit Diabetes leben, als auch für die medizinischen Experten, die sie behandeln, von größter Bedeutung. Die Aufrechterhaltung einer offenen Kommunikation trägt dazu bei, eine proaktive Haltung gegenüber der Behandlung von Diabetes zu entwickeln, was wiederum dazu beiträgt, dass neue Probleme schneller behandelt werden. Die regelmäßige Überwachung Ihrer

Gesundheit ist nicht nur eine reaktive Maßnahme, sondern eine präventive Strategie, die Ihnen helfen kann, Ihre Gesundheit optimal zu erhalten und mögliche Probleme zu vermeiden.

Medikation und Insulinmanagement

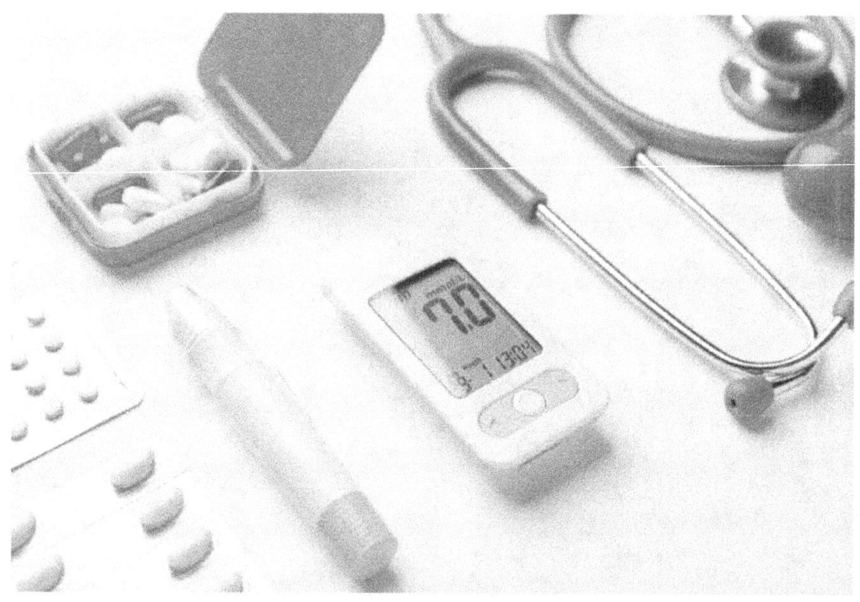

Die Kontrolle des Blutzuckerspiegels erfordert eine Kombination aus Änderungen der Lebensweise - einschließlich Bewegung und Überwachung des Blutzuckerspiegels - und Medikamenten, insbesondere Insulin. Lebensstiländerungen allein reichen jedoch nicht aus, um Diabetes zu behandeln. Eine gründliche Vertrautheit mit den zahlreichen Medikamentenoptionen, der richtigen Insulinverabreichung und der Kontrolle möglicher Nebenwirkungen ist für einen Diabetiker unerlässlich, um sich auf dem pharmazeutischen Terrain zurechtzufinden.

Arten von Diabetes-Medikamenten

Der pharmakologische Werkzeugkasten für die Behandlung von Diabetes umfasst eine Vielzahl von Medikamenten, von denen jedes über einen eigenen Wirkmechanismus verfügt. Orale Medikamente wie Metformin reduzieren die Glukoseproduktion in der Leber und erhöhen die Insulinempfindlichkeit. Um Diabetikern zu helfen, ihren Blutzuckerspiegel konstant zu halten, regen Sulfonylharnstoffe die Bauchspeicheldrüse dazu an, mehr Insulin zu produzieren.

Indem sie die Insulinsekretion fördern und die Glukagonproduktion verringern, tragen injizierbare Medikamente wie DPP-4-Hemmer und GLP-1-Rezeptor-Agonisten zu einer besseren Blutzuckerkontrolle bei. Eine andere Klasse von oralen Medikamenten, die die Glukoseausscheidung über den Urin unterstützen, sind SGLT2-Hemmer.

Eine der wichtigsten Komponenten der Diabetestherapie ist Insulin, ein Hormon, das für den Glukosestoffwechsel entscheidend ist. Patienten mit Diabetes haben mehr Spielraum, um ihre Behandlung auf ihre individuellen Bedürfnisse abzustimmen, da es eine Vielzahl von Insulinformulierungen gibt, darunter schnell wirkende, kurz wirkende, mittelstark wirkende und lang wirkende Typen.

Verabreichung und Überwachung von Insulin

Die Verabreichung von Insulin an einen Patienten erfordert Präzision und strikte Einhaltung der vorgeschriebenen Schemata. Insulinpumpen und Injektionen in das Unterhautgewebe sind die gängigsten Methoden der Insulinverabreichung. Um eine ordnungsgemäße Verabreichung zu gewährleisten und das Risiko von Komplikationen zu verringern, sind Diabetiker verpflichtet, die erforderliche Schulung zu absolvieren.

Kontinuierliche Überwachung des Blutzuckerspiegels Geräte zur kontinuierlichen Überwachung des Blutzuckerspiegels (CGM) sind ein großer Fortschritt in der Diabetesversorgungstechnologie. Anhand von Echtzeitdaten über den Blutzuckerspiegel erstellen diese Geräte ein interaktives Bild der Blutzuckerschwankungen. Durch die Erleichterung der schnellen Anpassung an eine Vielzahl von Reizen - einschließlich Veränderungen bei der Ernährung, körperlicher Aktivität und anderen Faktoren - verbessern kontinuierliche Glukosemessgeräte (CGM) die Insulinregulierung.

Umgang mit Medikamenten-Nebenwirkungen

Diabetiker müssen wegen möglicher Nebenwirkungen von Insulin und anderen Medikamenten Vorsicht walten lassen, obwohl diese Therapien für die Blutzuckerkontrolle notwendig sind. Jede Art von Medikament ist mit einer Reihe von Problemen verbunden.

So haben einige Patienten über Magen-Darm-Probleme bei der Einnahme des Medikaments Metformin berichtet. Bei Patienten, die Sulfonylharnstoffe einnehmen, ist eine genaue Überwachung des Blutzuckerspiegels erforderlich, da das Risiko einer Hypoglykämie besteht. Insulin und andere injizierbare Medikamente können bei manchen Menschen Reaktionen an der Injektionsstelle hervorrufen.

Sobald eine Person Probleme oder negative Nebenwirkungen feststellt, sollte sie mit ihrem Arzt oder der Krankenschwester sprechen. Wenn wir die Kommunikation aufrechterhalten, können wir alle auftretenden Probleme schnell angehen und so das Medikamentenregime anpassen oder andere Optionen prüfen.

Die sorgfältige Beachtung der Nahrungsaufnahme ist nur ein Teil eines komplexen Verfahrens zur Behandlung von Diabetes. Konsequente körperliche Betätigung, sorgfältige Überwachung des Blutzuckerspiegels und ein verantwortungsvoller Umgang mit Medikamenten sind die Eckpfeiler einer umfassenden Therapie. Wenn Menschen mit Diabetes einen aktiven und individuellen Ansatz wählen, können sie die Komplexität ihrer Erkrankung selbstbewusst bewältigen. Dies verbessert ihren allgemeinen Gesundheitszustand und hilft ihnen, ihren Blutzuckerspiegel besser unter Kontrolle zu halten.

Schlussfolgerung

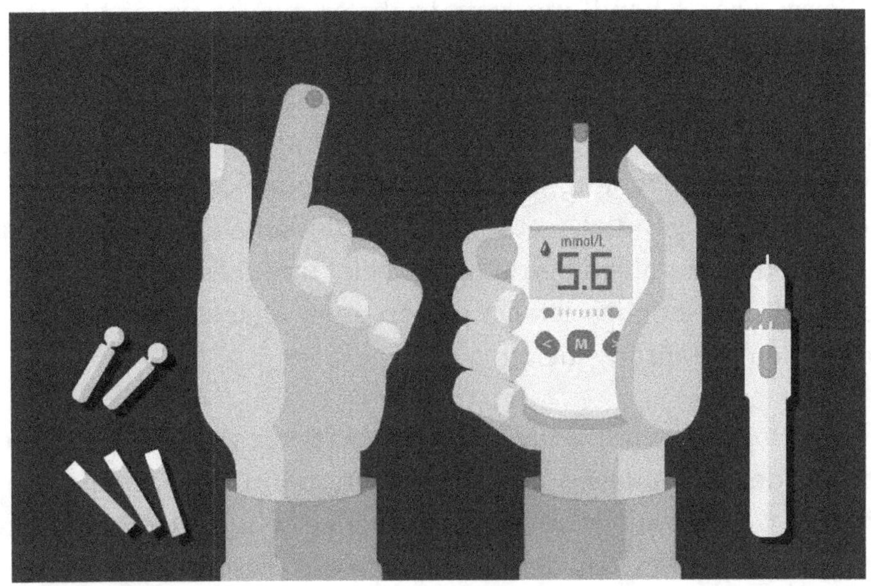

Mit der spannenden Reise durch die kulinarische Welt des "Diabetiker-Kochbuchs" haben wir uns auf eine Reise begeben, die unser Leben für immer verändern wird, indem wir uns mit Essen, Gesundheit und der Kunst, mit Diabetes gut zu leben, auseinandersetzen. In diesem Buch wird das gastronomische Umfeld erkundet, das eine fesselnde Reise darstellt. Es ist an der Zeit, über die wichtigsten Aspekte Ihrer Reise durch diese Seiten nachzudenken und die wesentlichen Botschaften herauszufiltern, die in den Rezepten, Perspektiven und Ressourcen, die zur Verfügung gestellt wurden, widerhallen. Wenn wir den letzten Vorhang dieses kulinarischen Abenteuers schließen, ist es in Ihrem besten Interesse, dies zu tun.

Ihre Reise mit dem "Diabetiker-Kochbuch" ist mehr als ein einfacher Spaziergang durch Rezepte und Ernährungsrichtlinien; es ist eine bewusste Entscheidung, die Kontrolle über Ihre Gesundheit zurückzugewinnen, den Einschränkungen zu trotzen, die oft mit Diabetes verbunden sind, und ein Leben zu führen, das in Balance und Geschmack gedeiht. Mit der Absicht, Diabetikern dabei zu helfen, die Kontrolle über ihre Gesundheit wiederzuerlangen, wurde das "Diabetiker-Kochbuch" veröffentlicht. Dieses Kochbuch ist ein vertrauenswürdiger Begleiter und sachkundiger Ratgeber im Bereich der Diabetesbehandlung. Es bietet nicht nur Rezepte, sondern auch eine Philosophie, nämlich eine Lebensweise voller Vitalität und Genuss, ohne Kompromisse eingehen zu müssen.

Die Kernbotschaft des Buches wird durch die Brille des kulinarischen Talents und des ernährungswissenschaftlichen Verständnisses vermittelt, und zwar auf einfache und geradlinige Weise: Die Behandlung von Diabetes macht es nicht erforderlich, auf Geschmack oder Freude am Kochen zu verzichten. Die Behauptung, dass die Küche kein Schlachtfeld ist, sondern eine Leinwand, und dass die Komponenten, die auf dem Teller landen, nicht nur eine Quelle der Ernährung sind, sondern auch ein Fest des Lebens, ist eine starke Aussage. Diese Behauptung entspringt dem Konzept, dass die Küche nicht als Schlachtfeld im Haus genutzt werden sollte. Die Reise mit Diabetes kann köstlich, abwechslungsreich und vor allem befriedigend sein, und dieses Buch ist ein Zeugnis der Zuversicht, dass all dies möglich ist. Da es von einer Diabetikerin geschrieben wurde, handelt es sich um ein Erfahrungsbericht.

Jedes Kapitel soll einen anderen Bereich der Diabetesversorgung beleuchten, sei es die Entmystifizierung der Grundlagen der Diabetikerernährung oder die Schwierigkeiten bei der Gestaltung eines ausgewogenen Diabetikertellers. Um einen umfassenden Leitfaden für die Navigation auf dem komplizierten Terrain des Diabetes zu bieten, werden die Diskussion wesentlicher kulinarischer Geräte und Zutaten, die Feinheiten verschiedener Süßstoffe und Alternativen sowie die Einblicke in die Verabreichung von Medikamenten und Insulin zusammengeführt.

Wir haben die Bewegung als einen hervorragenden Verbündeten bei der Behandlung von Diabetes entdeckt und sind zu der Erkenntnis gelangt, dass Bewegung nicht nur für das körperliche Wohlbefinden, sondern auch für die Verbesserung der Blutzuckerkontrolle eine Schlüsselrolle spielt. Daher sind wir zu dem Schluss gekommen, dass körperliche Aktivität eine effiziente Methode zur Behandlung von Diabetes ist. Ihr Wissen über die Komplexität der Blutzuckermessung, die Techniken der Selbstkontrolle und die Bedeutung regelmäßiger ärztlicher Untersuchungen hat sich erweitert, so dass Sie nun über die notwendigen Fähigkeiten verfügen, um sich auf dem sich ständig verändernden Terrain Ihrer Gesundheit zurechtzufinden.

Diese Reise durch die Welt der Küche hat sich zu einer Symphonie der Aromen entwickelt, zu einem Lied des Ernährungswissens und zu einem Leitfaden für einen Lebensstil, der mit den Komplikationen des Diabetes in Einklang steht. Das war das ursprüngliche Versprechen eines Diabetiker-Kochbuchs, das über den Alltag hinausgeht. Dass dieses Versprechen eingelöst wurde, zeigt die abwechslungsreiche Auswahl an Gerichten, die von Frühstücksgerichten bis hin zu abendlichen Spezialitäten reichen und alle mit viel Rücksicht auf die ernährungsphysiologische Ausgewogenheit und den gastronomischen Reiz der einzelnen Gerichte zubereitet werden. Das Versprechen wird nicht nur durch die Bereitstellung von Rezepten eingelöst, sondern auch durch die Befähigung, fundierte Entscheidungen zu treffen, das Verständnis für die Sprache der Blutzuckerwerte und das Arsenal an Werkzeugen für ein erfolgreiches Diabetesmanagement.

Die vorgeschlagene Lösung ist keine starre Reihe von Grundsätzen, sondern ein Rahmen, der flexibel genug ist, um die spezifischen Qualitäten eines jeden einzelnen Lesers zu berücksichtigen. Es ist eine Lösung, die die Küche als einen Ort der Kreativität, den Teller als ein Kunstwerk der Ernährung und jeden Bissen als eine Gelegenheit anerkennt, die Empfindungen, die das Leben zu bieten hat, in ihrer Gesamtheit zu erfassen. Es ist mehr als nur eine Rezeptsammlung, es ist vielmehr eine Einladung, die Freude an der Küche wiederzufinden, die bunte Vielfalt der Aromen zu genießen und die Ernährung des Körpers als ein Bekenntnis zur Selbstfürsorge zu begreifen. Dieses Kochbuch ist mehr als nur eine Sammlung von Rezepten.

Sie haben die Möglichkeit, Ihre Beziehung zu der Art und Weise zu überdenken, in der die Ernährung sowohl Ihren Körper als auch Ihren Geisteszustand beeinflusst. Wenn es eine Sache gibt, die Sie aus "Das Diabetiker-Kochbuch" mitnehmen, dann soll es diese sein: Sie haben die Möglichkeit, Ihre Beziehung zum Essen zu verändern. Sie müssen sich mit dem Gedanken anfreunden, dass der Umgang mit Diabetes kein statischer Zustand ist, der aufrechterhalten werden muss, sondern vielmehr ein dynamischer Tanz, bei dem Sie die Führung übernehmen und der Diabetes Ihrer Führung folgt. Erfreuen Sie sich an der Fülle der Geschmäcker, die das Leben zu bieten hat, und genießen Sie gleichzeitig die Freiheit, ohne Einmischung neue Erfahrungen zu machen und zu entdecken.

Der Akt, dieses Buch wegzulegen, soll kein Zeichen dafür sein, dass etwas zu Ende geht, sondern vielmehr der Beginn von etwas Neuem - der Beginn einer kulinarischen und gesundheitlichen Reise, die aufregend, befriedigend und einzigartig für Sie ist. Als Freund, Lehrer in der Küche und Berater auf dem Weg zu einer besseren Gesundheit ist das "Diabetiker-Kochbuch" mehr als nur ein Hilfsmittel; es ist ein Begleiter, wenn es um den Umgang mit Diabetes geht. Ich hoffe, dass Ihre Reise genauso schmackhaft und befriedigend wird wie die Lebensmittel, die auf diesen Seiten zu finden sind. Gott segne Sie. Ich hoffe, Sie haben eine wunderbare Reise! Trotz der Tatsache, dass Sie Diabetes haben, wünsche ich Ihnen ein herzliches Willkommen in einem Leben, das gut gelebt wird.

Bonusthema:

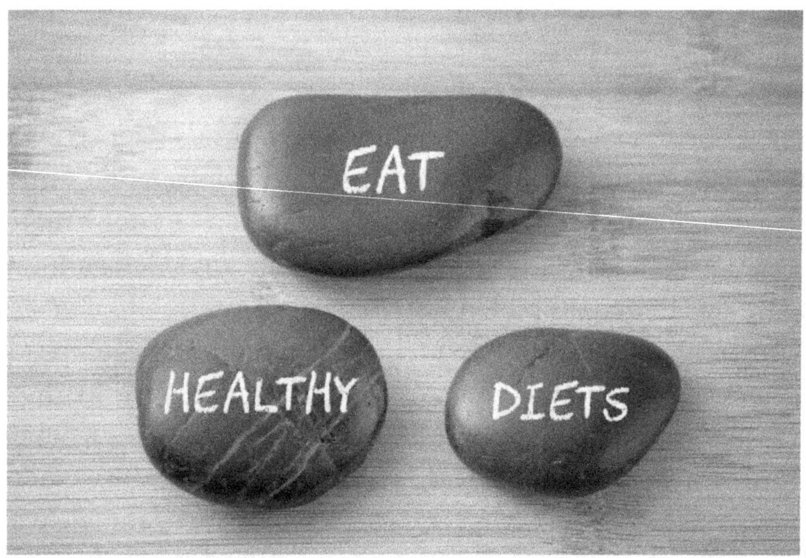

"Die Kunst des achtsamen Essens im Diabetesmanagement"

Die Praxis des achtsamen Essens ist ein wichtiger, aber häufig vernachlässigter Bestandteil des komplexen Geflechts der Diabetesbehandlung, in dem Ernährung, Bewegung und Medizin miteinander verwoben sind. Dieses ergänzende Kapitel des "Diabetiker-Kochbuchs" ermutigt die Leser, eine ganzheitliche Perspektive einzunehmen, die über die Lebensmittel auf ihrem Teller hinausgeht, indem sie die Grenzen der konventionellen Ernährungsberatung überschreitet.

Die Essenz des achtsamen Essens

Achtsames Essen ist im Grunde eine transformative Philosophie, die einen bewussten Umgang mit Lebensmitteln fördert, anstatt eine restriktive Diät zu machen. Sie fordert die Menschen dazu auf, jeden Bissen zu genießen, alle ihre Sinne zu nutzen und im Moment zu sein, wenn sie sich um ihren Körper kümmern. Die Praxis des achtsamen Essens kann eine sehr hilfreiche Technik für Menschen sein, die mit dem komplexen Terrain des Diabetes zurechtkommen müssen. Sie kann der Weg zu einer besseren Blutzuckereinstellung und einem tieferen Gefühl des persönlichen Wohlbefindens sein.

Den gegenwärtigen Moment auskosten

Achtsames Essen bietet einen Paradigmenwechsel in einer Gesellschaft, in der die Menschen häufig durch die Mahlzeiten hetzen und sie eher als Zwischenstopps denn als Zeiten der Selbstbeobachtung und Nahrungsaufnahme betrachten. Es ist eine Aufforderung, zu entschleunigen, sich von der Hektik zu lösen und das Hier und Jetzt zu schätzen. Menschen, die an Diabetes leiden, werden diesen Perspektivwechsel als besonders sinnvoll empfinden. Es ist eine Chance, die Mahlzeiten als einen Akt der Selbstliebe und Selbstfürsorge zu betrachten und nicht als den Stress, der häufig damit verbunden ist.

Befreien Sie sich vom Autopiloten

Menschen, die sich in der Praxis des achtsamen Essens üben, werden dazu angehalten, die automatische Denkweise aufzugeben, die häufig unsere Interaktionen mit dem Essen steuert. Damit wird die Neigung bekämpft, automatisch zu essen, ohne wirklich zu verstehen, was, warum oder wie viel wir essen. Dieser Übergang vom automatischen zum bewussten Essen ist entscheidend für den Umgang mit Diabetes. Er ermöglicht es den Menschen, die feinen Unterschiede zwischen Hunger und Sättigung wahrzunehmen und Entscheidungen zu treffen, die ihre Ernährungsbedürfnisse und allgemeinen Gesundheitsziele unterstützen.

Achtsames Essen und Blutzuckerkontrolle

Blutzuckerregulierung und achtsames Essen sind ein schönes Duo, das sich mit der Zeit entwickelt. Menschen, die sich aktiv an ihren Mahlzeiten beteiligen, sind besser in der Lage, Entscheidungen zu treffen, die ihren Blutzuckerspiegel senken. Das Verständnis für Portionsgrößen, die Zusammensetzung von Mahlzeiten und die Auswirkungen verschiedener Lebensmittel auf den Blutzuckerspiegel wird durch achtsames Essen gefördert. Eine wichtige Waffe im Kampf gegen Diabetes ist dieses gesteigerte Bewusstsein, das es ermöglicht, proaktive und sachkundige Ernährungsentscheidungen zu treffen.

Das Genussprinzip des achtsamen Essens

Achtsames Essen öffnet die Tür zu einer Welt voller kulinarischer Genüsse und räumt mit dem Klischee auf, dass Gerichte, die für Menschen mit Diabetes geeignet sind, langweilig oder uninspiriert sein müssen. Es ermutigt die Menschen, die einzigartigen Aromen, Texturen und Düfte der einzelnen Gerichte zu genießen. Im "Diabetiker-Kochbuch" werden die Leser ermutigt, dem Leitprinzip des achtsamen Essens zu folgen, das sie dazu anregt, neben der Ernährung ihres Körpers auch das Essen aus echtem Genuss zu schätzen. Durch diese veränderte Sichtweise wird das Essen von einer lästigen Pflicht zu einer glücklichen und erfüllenden Erfahrung.

Achtsame Gewohnheiten in der Küche kultivieren

Die Küche ist das Zentrum des Hauses, und achtsame Ernährung geht über das Esszimmer hinaus. Das Extra-Thema "Diabetiker-Kochbuch" beschäftigt sich mit der Entwicklung achtsamer Praktiken bei der Zubereitung von Mahlzeiten. Es wird hervorgehoben, wie wichtig es ist, beim Schneiden, Sautieren und Mixen anwesend zu sein, denn dies ist Ihre Chance, jeder Komponente einen Sinn und Aufmerksamkeit zu geben. Indem sie achtsam kochen, können Menschen mit Diabetes ihre Verbundenheit mit dem Prozess der Nahrungsaufnahme stärken und ein Gefühl der Selbstbestimmung und des Einfallsreichtums in der Küche entwickeln.

Emotionales Essen mit Achtsamkeit bewältigen

In diesem Extrathema wird das emotionale Essen - ein häufiger Begleiter auf dem Weg mit Diabetes - aus der Perspektive der Achtsamkeit betrachtet. Emotionale Auslöser, der Unterschied zwischen körperlichem und emotionalem Hunger und die Entwicklung von Bewältigungsmechanismen, die nicht auf Nahrung beruhen, werden durch achtsames Essen gefördert. Sie wird zu einem Werkzeug der Resilienz, das eine Möglichkeit bietet, schwierige emotionale Situationen zu bewältigen, ohne in ungesunde Essgewohnheiten zu verfallen.

Aufbau einer dauerhaften Verbindung zu Ernährung und Gesundheit

Der Abschnitt über die Praxis des achtsamen Essens im "Diabetiker-Kochbuch" ist im Wesentlichen ein Appell, eine tiefe und tiefgreifende Beziehung zwischen Essen und Wohlbefinden herzustellen. Er geht über Ernährungsempfehlungen hinaus und bezieht sich auf die allgemeine Gesundheit. Durch die Integration von Ideen der Achtsamkeit in ihre kulinarische Untersuchung können die Leser ihr Diabetesmanagement verbessern und die grundlegende Beziehung zwischen ihrer Ernährung und ihrem Lebensstil erkunden. Dies kann eine transformierende Erfahrung sein. Achtsamkeit wird zum führenden Partner im Tanz zwischen Gabel und Teller und verwandelt Mahlzeiten in freudige, nährende und stärkende Erfahrungen.